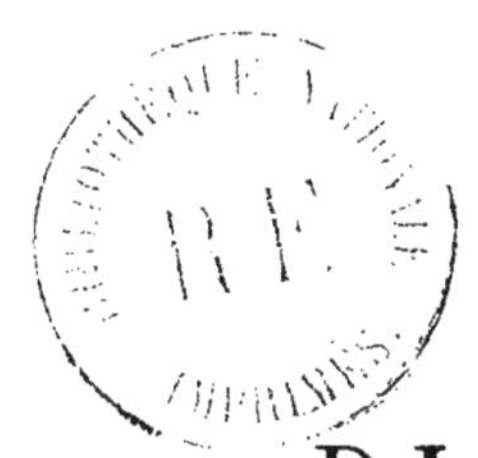

DILATATION

DE L'ESTOMAC

NANCY. — IMPEIMERIE BERGER-LEVRAULT ET Cie.

DE LA

DILATATION

DE L'ESTOMAC

PAR

Le Dr H. THIÉBAUT

CHEF DE CLINIQUE A LA FACULTÉ DE MÉDECINE DE NANCY

ANCIEN INTERNE DES HÔPITAUX, LAURÉAT DE LA FACULTÉ

AVEC DEUX PLANCHES HORS TEXTE

PARIS

LIBRAIRIE J.-B. BAILLIÈRE ET FILS

19, rue Hautefeuille, 19

1882

INTRODUCTION

Dans ce travail, entrepris en décembre 1880, nous avons pour but d'étudier une affection qui, de nos jours encore, est peu connue, à peine signalée et non décrite dans les ouvrages classiques; de là vient sans doute, qu'elle n'est point arrivée à la connaissance du plus grand nombre des praticiens.

Et cependant, si on en juge par le chiffre imposant d'écrits divers et de monographies qui se sont succédé dans ces derniers temps, on doit se convaincre que cette maladie n'est point rare et, pour cette raison, mérite d'être remise encore à l'étude.

Cette dernière considération nous a conduit, malgré le désenchantement que nous avons éprouvé en présence de tant de mémoires originaux sur un sujet qui nous semblait être de haute nouveauté, à poursuivre notre œuvre.

Grouper les documents épars, relever les principaux écrits ayant trait à la question, a été pour nous l'objet d'une sollicitude toute particulière; labeur trop souvent ingrat, mais utile peut-être pour les chercheurs qui, à l'avenir, voudraient approfondir le sujet. Pareille tâche a déjà été entreprise, en 1875, par un assistant de la clinique d'Erlangen, le docteur F. Penzoldt[1], dont les

---

1. Dr F. PENZOLDT, *Die Magenerweiterung*. Erlangen, 1875.

indications nous ont été précieuses dans le cours de nos recherches bibliographiques ; nous ne les avons acceptées cependant que sous bénéfice d'inventaire et les avons soumises, autant que possible, à un contrôle rigoureux, recourant aux textes, corrigeant les erreurs, comblant les lacunes, puis nous avons poursuivi cette revue historique jusqu'aux temps les plus modernes. C'est ce qui fait l'objet d'un premier chapitre.

Mettant ensuite à profit tous les faits de dilatation que nous avons pu emprunter aux cliniques médicales de MM. les professeurs Bernheim et V. Parisot, en y joignant ceux que M. le professeur Bernheim a rencontrés dans sa pratique privée, ainsi que les quelques exemples que nous avons recueillis nous-même, observations pour la plupart inédites, nous nous sommes mis en devoir d'étudier l'étiologie fort complexe de l'affection, d'en rechercher la pathogénie, demandant aux instruments grossissants de nous instruire sur l'anatomie pathologique de l'ectasie.

Dans un troisième chapitre, nous détaillons les symptômes nombreux et variés que présente la maladie, essayant de ramener chacun d'eux à sa juste valeur séméiologique. A cette analyse, succède une synthèse par laquelle nous reconstituons les types principaux qu'affecte le mal dans ses manifestations. A propos des signes physiques, il est fait description d'un appareil que nous avons imaginé, et dont le but est de fournir d'emblée, avec certitude, la notion exacte du lieu occupé par la partie déclive de l'estomac.

Le chapitre suivant est consacré à faire ressortir la fréquence du mal, à montrer les variations qu'il présente dans sa marche. L'âge auquel se rencontre l'ampliation gastrique est déterminé, aussi justement que se peut, dans un relevé statistique reposant sur les faits que nous avons eus sous les yeux. La durée et la terminaison de la maladie sont enfin exposées en dernière ligne.

Les considérations que comporte le diagnostic font l'objet du cinquième chapitre, dans lequel nous cherchons à prémunir le praticien contre toutes les chances possibles d'erreur ; aussi avons-nous accordé à celles-ci un paragraphe spécial, attendu qu'il importe grandement de les connaître.

Le pronostic et le traitement prennent la place qu'ils méritent et constituent les deux dernières parties de notre travail.

D'après le plan que nous venons de tracer, on peut voir que cette dissertation est d'ordre purement clinique et basée sur des faits d'observation journalière ; aussi, n'y trouvera-t-on qu'une place fort restreinte accordée à la théorie, insuffisante, du reste, à rendre compte d'une affection que l'on rencontre dans tant de conditions diverses et sous des aspects si variés.

DE LA

DILATATION DE L'ESTOMAC

———

CHAPITRE PREMIER

Historique.

L'ampliation de l'estomac, par suite des nombreux travaux auxquels elle a donné naissance dans ces dernières années, semble être maladie nouvellement connue ; il n'en est rien cependant, car on la trouve mentionnée dès les âges les plus reculés de l'histoire de la médecine.

Hippocrate et Galien parlent en des termes fort vagues d'une maladie gastrique consistant en une ampleur inaccoutumée de l'organe. Le père de la médecine, cependant, dans le livre περι φυσῶν [1], lui reconnaît comme causes : le séjour prolongé des aliments dans l'estomac, lorsque, en raison de leur quantité trop grande, ils ne peuvent en sortir; puis le développement de gaz résultant de cette stagnation.

Les auteurs des siècles suivants ne semblent ajouter qu'une fort minime importance à cette affection dont ils rapportent toutefois quelques exemples à titre de curiosité.

Ce n'est qu'au XVII° siècle que la dilatation commence à être mise en relief; les publications éparses d'estomacs énormes trouvés chez des cadavres donnent lieu de croire qu'on y voit déjà un état pathologique.

---

1. *Hippocratis opera,* vol. I, xxx, 10.

C'est ainsi que Plater[1], en 1614, rapporte deux exemples dans lesquels la dilatation rapide de l'estomac mit en danger la vie des malades. Mais ce sont des cas de dilatation aiguë provoquée par l'ingestion de pain blanc d'une part, et, de l'autre, par l'usage immodéré de viande cuite. La femme qui fait l'objet de la seconde observation succomba dans une dyspnée excessive accompagnée de tension épigastrique douloureuse.

Jodon[2], en 1620, trouva, chez une femme que l'on croyait hydropique, un estomac énorme dont l'ouverture pylorique se trouvait obstruée par un kyste hydatique.

Fabricius d'Aquapendente[3] rapporte le fait d'un gentilhomme de Padoue qui, toute sa vie, avait ruminé et à l'autopsie duquel on trouva un gaster extraordinairement volumineux.

Spigélius[4] se montre plus précis en signalant un ventricule d'une capacité de 13 livres. Bien que, en 1623, époque à laquelle remonte cette observation, l'ampleur normale de l'estomac fût question encore fort obscure, telle grandeur paraissait déjà extraordinaire.

Il faut aller jusqu'à Riolan (1657)[5] pour découvrir les premières tentatives faites dans le but d'expliquer la dilatation. Cet anatomiste considère que l'estomac, *si robustus*, se contracte avec force lorsqu'il est vide. Mais, chez les gros mangeurs et buveurs, il est dilaté, a perdu son ressort et peut contenir une à deux livres d'aliments. Dans la dilatation, continue-t-il, les fibres se paralysent, en sorte que l'estomac

---

1. *Felicis Plateri archiatri et profess. Basil. Observationum*, p. 409, ann. 1614.

2. Obs. rapportée par Lazare Rivière sous le titre d'*Hydrops ventriculi*, citée par Bonet, *Sepulch. anat.*; Lieutaud, etc.

3. Fabricius d'Aquapendente, *Oper. anat. physiol.*, part. II, fol. m. 137, 1623.

4. J. Rhonius, *Mantiss. anat.*, observ. XVIII, page 13.

5. J. Riolanus, *Enchirid. anat. et path.* Lib. II, 1re édit. Paris, 1648.

ne se contracte plus assez pour entourer les aliments, d'où digestions laborieuses.

L'auteur a donc formulé en termes fort précis l'idée qu'il se faisait de l'enchaînement pathologique aboutissant à la dilatation : ingestion abondante d'aliments et de boissons amenant l'ectasie de l'organe, puis sa paralysie ; la dyspepsie ne serait que secondaire.

Cette opinion fut partagée plus ou moins par ses contemporains et ses successeurs.

Poursuivant la même idée, Spigélius et Bauhin[1] se montrèrent exagérés en se risquant à conclure de grande bouche à grand appétit et à estomac énorme. Diemerbroeck[2], qui se fait rapporteur de cette opinion, la réfute en lui opposant l'exemple d'un polyphage dont la santé demeura parfaite *usque dum funesto fune vitæ finem imponeret invitus*. Au lieu d'un immense gaster que l'on s'attendait à trouver, celui-ci, au contraire, était de demi-grandeur ordinaire, mais avait des parois d'une épaisseur triple. La conclusion naturelle découlant de ce fait, c'est que la gloutonnerie n'entraîne pas fatalement l'ectasie de l'organe.

Quelques années plus tard (1679), Bonet[3] mit au jour une cause nouvelle d'ampliation stomacale, la sténose de l'intestin.

Une femme ayant vécu pendant six semaines avec vomissements incessants causés par une hernie étranglée, présenta à l'autopsie un ventricule d'une laxité et d'une blancheur comparables à celles du papier mâché, d'aspect absolument lisse et dont le fond touchait au pubis. Son contenu pesait 10 livres.

Mais Viridet[4] considère les vomissements répétés comme

1. Cité par Diemerbroeck.
2. DIEMERBROECK, *Opera omnia*. Lib. 1, c. 7, 1685.
3. BONET, *Sepulchretum anat.*, lib. III, 1re édit. Genève, 1679.
4. J. VIRIDET, *De prima coctione*, c. VIII, p. 325, ann. 1691.

une cause de dilatation. Selon lui, les contractions spasmodiques réitérées détruisent la tonicité du muscle et engendrent la dyspepsie. On observe alors l'effacement des plis de la muqueuse et l'amincissement des parois de l'organe.

En 1696, Mauchart[1] signale un cas dans lequel l'estomac recouvrait la masse intestinale dans sa totalité, ampliation due vraisemblablement aux adhérences qui reliaient la face externe de l'organe au foie et à l'épiploon. Le viscère était assez ample pour contenir 3 mesures de Wurtemberg, soit environ 12 livres de liquide ; ses parois, très-amincies, laissaient voir par transparence un liquide noir et sanguinolent que l'observateur attribue, faute de mieux, à une hémorrhagie nasale ayant eu lieu deux jours avant la mort qui fut subite. L'orifice pylorique était intact.

Cette description détaillée montre que l'ampliation était due autant à l'amincissement des tuniques et en particulier de la musculeuse qu'aux adhérences signalées. Il est regrettable que tels détails anatomo-pathologiques ne soient pas précédés de l'observation clinique.

Blegny (1680)[2] dit avoir rencontré un estomac quadruple du normal chez une femme atteinte d'un kyste de l'ovaire et morte de cachexie.

Tel est le bilan fourni à la science par le XVIIᵉ siècle.

Au commencement du XVIIIᵉ siècle, quelques faits nouveaux sont relatés ; quant aux documents relatifs à l'étiologie, la symptomatologie, la marche de l'affection, ils font absolument défaut.

Verheyen[3] rapporte que Plempius, d'Amsterdam, rencontra

---

1. MAUCHART, cité par Duplay, *Arch. gén. de méd.*, 2ᵉ série, t. III, ann. 1833, p. 169. « Obs. Johannis Davidis Maucharti de anatome ex ventriculo vitio imprimis defuncti. » *Miscellanea acad. nat. curios.*, déc. III et IV, 1696, p. 142.

2. BLEGNY, *Zodiac med. Gall.* Ann. I, obs. 9, p. 102. Genève, 1680.

3. VERHEYEN, *Corp. hum. anat. tract.* II, cap 10, p. 55, t. I. Bruxelles, 1710.

dans une autopsie un estomac dilaté de la contenance de
9 pintes; et Laube[1] en cite un que quatre mains d'homme
ne parvenaient pas à couvrir, Stenzel[2] en signale un d'une
contenance de 12 moos et Schürig[3] d'une contenance de 14
livres. A ce propos, ce dernier écrivain rapporte que Henricus d'Her en a vu un remplissant tout l'abdomen. Heister[4] parle aussi d'un cas analogue.

Cette énumération n'offre qu'un simple intérêt historique,
mais la lecture de ces écrits témoigne de la confusion qui
régnait dans l'esprit de leurs auteurs au sujet de la nature
de cette affection. En effet, il n'en est aucun qui apporte un
exposé symptomatique de quelque valeur; quant à l'anatomie pathologique, elle se résume en la constatation de ces
deux faits : effacement des plis de l'organe, amincissement
de ses parois.

L'étiologie n'en est pas mieux connue et Behr[5], dans sa
Physiologie, concentre dans une seule phrase les connaissances de l'époque : « De tout le monde ce sont les ivrognes
qui ont les estomacs les plus volumineux. » Il n'eût eu qu'à
ajouter les gros mangeurs pour être complet.

Widmann[6], en 1743, semble, dans deux observations, reconnaître une genèse autre à la maladie. Il compare un cas
de dilatation avec effacement des plis de la muqueuse, suite
de rétrécissement squirrheux du pylore, avec un exemple de
atrophia funesta ex depravata alimentorum assumtorum digestione, dans lequel l'organe, extrêmement amplifié, plongeait
dans le bassin et, d'autre part, comprimait le diaphragme.

1. Laube, *Ephem. acad. cæs.* — *Leopold.-Carol. nat. cur.* cent. X, obs. 85,
1722.

2. Stenzel, *Diss. de steatom. in princ. aortæ rep.* Viteb. 1723.

3. Schürig, *Chylologie,* p. 375, ann. 1725.

4. Heister, *Ephem. acad. cæs.* — *Leop.-Carol. nat. cur.* cent. VIII, obs. 71.

5. Behr, *Physiol. méd.,* p. 220, ann. 1736.

6. Widmann, *Commerc. litt. ad rei med. et scient. nat. increm.* Norimbergæ, 1743, p. 43.

— 6 —

La discussion des détails anatomo-pathologiques en est fort
judicieuse et l'auteur semble admettre un rapport de cause
à effet entre les désordres digestifs et la dilatation.

Dès 1765, la pathogénie de l'ampliation stomacale commence à être mise à l'étude. Van Swieten[1] en interprète le
mécanisme de la façon suivante : « Si l'estomac est rempli
d'une trop grande quantité d'aliments, les deux ouvertures se
contractent spasmodiquement et en empêchent la sortie. Durant ce temps, ceux-ci, avec l'air avalé, prennent un volume
encore plus considérable, grâce à la chaleur et au début de
la digestion. A la fin, le gonflement de l'organe devient tel
qu'il y a compression des organes voisins, etc. » Ceci a trait
à la dilatation aiguë dont il décrit magistralement marche,
dangers et terminaison. Mais il poursuit : « Quand l'estomac
a subi une expansion trop prolongée, il perd sa contractilité
et se trouve pour ainsi dire paralysé, non-seulement ses parois, mais aussi ses orifices. Dès lors les aliments sont conte-
nus dans un sac de laxité complète et passent presque sans
transformation dans les intestins, par suite des mouvements
respiratoires. » L'auteur avait donc saisi l'enchaînement pathologique aboutissant à la dilatation chronique : ampliation
aiguë par excès d'alimentation et spasme des orifices, puis
passage à l'état chronique de cette ectasie; d'où vice dans la
transformation des aliments qui ne passent qu'à la longue et
insuffisamment élaborés dans l'intestin.

Morgagni[2] apporte son tribut à l'histoire de la maladie.
Outre quelques observations personnelles, il en publie une
de Vasalva, son maître, d'autant plus intéressante pour l'époque, que le diagnostic avait été posé du vivant de la malade.
C'était une femme hystérique ayant eu force crises convul-

---

1. Van Swieten, *Commentaria*, tome IV, page 153, édit. Paris, 1765.

2. Morgagni, *De sed. et caus. morb.*, lib. III, t. II. *De morb. ventris*, epist.
XXXIX, obs. Vasalva, p. 323. Édit. suisse, 1779.

sives, qui remarqua une dépression épigastrique, tandis que se formait une voussure à l'hypogastre ; alors que la tumeur hypogastrique changeait souvent de volume et disparaissait même quelquefois subitement, la forme de l'épigastre demeurait la même. A chaque repas, la patiente avait la sensation de la chute des aliments dans la tumeur qui augmentait de volume et devenait le siège d'une pesanteur anormale. Quatre à cinq heures après le repas, des défaillances et une violente douleur arrachaient des plaintes à la patiente. La mort fut le résultat de l'émaciation progressive, et à l'autopsie on rencontra, ainsi que le maître l'avait diagnostiqué, l'organe descendant dans l'hypogastre à quatre travers de doigt au-dessus du pubis.

Morgagni observe que l'on peut trouver l'estomac descendu dans l'hypogastre pour plusieurs raisons : soit par suite du développement de l'organe, ainsi qu'il l'a vu lui-même avec Jodon, Moinichenius et d'autres ; soit par déplacement total résultant de l'action d'organes voisins, telle que refoulement par le foie, abaissement par suite de surcharge graisseuse de l'épiploon, attraction par une hernie intestinale. Mais, dans l'observation de Vasalva, il n'y avait rien de tout cela ; dans le ventre tout était normal, sauf l'estomac qui était agrandi sans qu'il y eût aucun obstacle au pylore. Aussi, pour expliquer pareille chose, le maître invoqua-t-il les convulsions des viscères qui, pendant les attaques d'hystérie, auraient attiré l'estomac en allongeant et amincissant la partie qui se continue avec l'œsophage. Il semblerait y avoir eu là deux effets, une dilatation et une dislocation. Pour donner plus de poids à cette hypothèse, Morgagni ajoute qu'il semble aux malades atteints de cette affection que leur langue soit comme attirée vers la base, symptôme résultant des tiraillements propagés de l'estomac à la langue par l'intermédiaire de l'œsophage. Pareille maladie doit être considérée comme très-rare.

Tel est aussi l'avis de Lieutaud, qui publie[1], sous le titre de : *Relation d'une maladie rare de l'estomac, avec quelques observations sur le mécanisme du vomissement et l'usage de la rate*, l'histoire d'un homme de 65 ans qui est un exposé assez complet de la maladie qui nous occupe et dont la symptomatologie peut se résumer en quelques mots : dyspepsie, anorexie ; sensation de plénitude et de pesanteur douloureuse à l'estomac ; nausées, vomissements impossibles, malgré les vomitifs ; constipation opiniâtre ; douleur dans la moitié gauche du ventre. Le principal symptôme objectif consistait en une voussure épigastrique. A l'ouverture cadavérique, l'estomac fut trouvé excessivement dilaté, occupant à lui seul autant de place que tout le paquet intestinal ratatiné et refoulé en arrière. Contre son attente, Lieutaud ne trouva aucun obstacle au pylore ou sur le parcours de l'intestin; aussi, pour expliquer ce fait bizarre, invoque-t-il la perte de la sensibilité et de la contractilité de l'organe, ainsi qu'il arrive pour la vessie chez les personnes âgées.

A côté de cette observation originale, Lieutaud rapporte quelques autres faits extraits de l'*Anatomie* de Portal ; mais ceux-ci[2] sont trop incomplets pour jeter quelque lumière sur le sujet.

En 1753, Kaempf (Jean)[3] écrit que toute cause capable d'enlever à l'estomac *robur et vigorem*, telle que abus d'aliments, soit comme quantité, soit comme qualité, peut engendrer la dilatation. Mais c'est pousser la chose beaucoup trop loin que d'en incriminer l'usage des eaux minérales, des laxatifs, etc.

---

1. Lieutaud, *Mémoires de l'Académie royale des sciences*, 1752, pag. 223 et suiv.

2. In *Histor. anat. morborum*, obs. 21, 22, 23, 25, lib. I.

3. Kæmpf (Jean), *Dissertatio de infarctu vasorum ventriculi*, chap. XIV. Bâle, 1753.

Hasenöhrl[1], puis Mitterbacher[2], décrivent des cas d'ectasie stomacale dans l'obstruction pylorique. Une conception tout à fait originale est émise par ce dernier en ce qui concerne la pathogénie de la dilatation. Si le viscère est rapidement distendu, dit-il, ses parois s'amincissent; au contraire, l'ectasie est-elle lente et progressive, les parois s'épaississent. L'épaisseur des parois dépend de la supériorité l'une sur l'autre des forces de deux mouvements : l'une, celle du contenu du viscère, l'autre, celle des sucs nourriciers qui circulent dans les parois.

A la même époque, dans la seconde moitié du xviiie siècle, de nombreuses relations sur l'ectasie se succèdent en Allemagne. Giller[3], Langguth[4], Treuner[5], Vogel[6], en publient des observations.

Cependant, en Angleterre, l'anatomiste Baillie[7] se refuse à croire à la dilatation en tant qu'état morbide ; il estime que ces prétendues ectasies ne résultent que d'un simple phénomène cadavérique, du relâchement des fibres *post mortem*. Telle opinion ne put ébranler la conviction de ses contemporains, et la même année (1794), J. P. Frank[8] confirmait l'existence de l'ectasie à laquelle il reconnaissait deux causes bien distinctes : la sténose pylorique et l'atonie. Sans se borner à l'étude des causes de cette affection, il attira l'attention sur les caractères spéciaux au vomissement. Leur fréquence l'avait frappé ainsi que leur détestable odeur, notamment chez un homme *excelso sede natus, nimis gulæ vitiis deditus,*

1. Hasenöhrl, *Histor. med. morb. epidem.*, p. 60. Vienne, 1760.

2. Mitterbacher, *Dissert. med. sel.* Prag. n° IX, p. 159 et suiv.

3. Giller, *In act. Helvet.*, vol. III, p. 10.

4. Langguth, *De tabe sicca letali*, etc., in *Halleri disput.*, t. III, n° 75, Gœttinge.

5. Treuner, *Stark's Archiv.* Bd. III, p. 471.

6. Vogel, *De polyphago et lithophago*, etc. Gœttingue, 1771.

7. Baillie, *Anat. d. krankh. Baues*, übers. von Soemmering, 1791, p. 79.

8. J. P. Frank, *De cur. hom. morb. epit.*, lib. V, pars iv, ann. 1794.

dont les renvois étaient si fétides que l'air de plusieurs salles était transformé *instar latrinæ*. Bien que l'auteur fasse grand cas de l'abondance des vomissements, il admet que, non-seulement ils peuvent ne pas avoir lieu spontanément, mais encore qu'aucun médicament ne puisse les provoquer, ainsi que Lieutaud en a cité un exemple. Frank suppose qu'alors l'œsophage est comme étiré, rétréci par le poids de l'estomac, condition qui rend la voie de retour inaccessible aux aliments.

Ainsi se ferme le XVIIIe siècle, laissant encore à l'avenir bien des points obscurs à éclaircir et, notamment, en ce qui concerne la pathogénie de la dilatation.

En 1800, Wichmann[1] appuie encore davantage sur la différence à établir entre l'ectasie, suite de rétrécissement pylorique, et celle sans sténose de cet orifice. Mais il émet une conception plus que fantastique au sujet de l'étiologie, en disant que la première se rencontre chez les gros buveurs et la seconde chez les gros mangeurs. Toutefois, il se montre plus exact dans l'exposé des symptômes : le malade commence à se plaindre de dyspepsie, il est pâle, triste ; « s'il était homme de science, on l'appellerait hypochondriaque ». Puis apparaît l'anorexie, parfois la boulimie ; les vomissements sont fréquents, même en dehors de toute prise d'aliments ; des renvois fétides le tourmentent, il perd ses forces, etc.

Si, à la fin du dernier siècle, l'anglais Baillie a nié la dilatation, l'Allemagne, au commencement du XIXe siècle (1803), voit aussi surgir un sceptique. Vetter[2] repousse la dilatation, même lorsqu'il existe un obstacle au pylore. « L'estomac se distingue précisément des autres viscères en ce que sa paroi, en face d'un obstacle au cours des matières, loin de se laisser distendre, s'épaissit au contraire. Je n'ai vu que

---

1. WICHMANN, *Ideen zur Diagnostik*, etc. 1800. Bd. I p. 191 et suiv.
2. VETTER, *Aphor. aus der pathol. Anat.* 1803.

deux cas de *hydrops ventriculi;* alors il y avait paralysie de la tunique et des vaisseaux. » Il n'existe donc pour lui que des distensions paralytiques.

Voigtel, en 1804[1], se rallie presque exclusivement à la théorie des obstacles siégeant au pylore ou dans l'intestin : « La dilatation stomacale est causée le plus souvent par des accidents locaux qui empêchent le cours des aliments et des liquides, surtout par le squirrhe du pylore, comme le décrivent Rahn[2], Stoll[3] et d'autres; par des plis saillants de la muqueuse qui, d'après Chambon de Montaux[4], fermeraient le pylore à la façon d'une soupape, par des tumeurs du duodénum[5]. Quelquefois l'ectasie est causée par la laxité des tuniques et une faiblesse générale de l'organe. » Partagent la même opinion : Æpli[6], Bobe-Moreau[7] et nombre d'autres auteurs.

Dans un article sur l'ingurgitation, Percy et Laurent[8] signalent un fait de distension démesurée de l'estomac. « Nous en avons conservé un qui contenait jusqu'à 18 pots de liquide »; cet immense gaster appartenait à un dragon, grand mangeur, à qui il avait été donné à manger et à boire à satiété avant d'être passé par les armes. Percy rapporte également deux autres exemples d'organes extrêmement agrandis, ayant appartenu à des polyphages.

Itard[9], en 1848, dans un article sur l'hydropisie de l'estomac, semble attribuer à celle-ci un rôle symptomatique de premier ordre; mais l'observation qu'il cite à l'appui n'est autre que celle de Jodon qu'il attribue à tort à Rivière.

1. VOIGTEL, *Handb. der path. Anat.* Vol. II, p. 452 et suiv.
2. RAHN, *Lettres à ses élèves,* 1787, liv. II.
3. STOLL, *Ratio medendi,* 1780, p. 355.
4. CHAMBON DE MONTAUX, *Krankengeschichten,* CLXII, p. 481.
5. MOLINELLI, *Comment. Bononiens.,* t. II.
6. ÆPLI, *Hufeland's Journal der prakt. Heilkunde,* Bd. XXV, p. 126.
7. BOBE-MOREAU, *Gerson's et Julius Magazin,* Bd. VI, p. 360.
8. PERCY et LAURENT, *Journ. compl. des sciences méd.,* t. I. Paris, 1818.
9. ITARD, *Dict. des sciences méd.,* t. XXII, p. 424, 1818.

A la séance du 20 avril 1819 de la Société de médecine de Paris, Bard[1], médecin adjoint à l'hôpital civil de Beaune, met en lumière une cause nouvelle de dilatation, les troubles nerveux. A part deux observations personnelles d'ampliation consécutive à un rétrécissement pylorique, résultant de l'abus des alcooliques et de travaux excessifs, il en rapporte deux autres exemples empruntés, l'un à Vacca[2], l'autre au Dr Rees[3], dans lesquels la dilatation énorme, mais passagère, était liée à des troubles nerveux. L'auteur insiste sur ce « gonflement pseudo-ascitique du ventricule », appartenant à la classe des affections nerveuses et qu'il faut bien se garder de confondre avec les dilatations de cause organique.

Bien que Broussais eût laissé dans l'ombre l'ampliation morbide, la réaction que sollicitèrent les idées par trop exclusives de l'auteur du *Traité des phlegmasies*[4] eut pour effet de faire rejeter la gastrite du rang des causes capables d'engendrer l'ectasie. C'est ainsi que Billard[5], tout en reconnaissant que l'estomac peut offrir une capacité telle qu'il occupe une grande partie de l'abdomen, pense que cet état peut être congénital chez certains individus; puis il se hâte d'ajouter : « On ne peut donc regarder cette distension comme un signe d'inflammation. »

Mais Beaude[6] voit dans l'irritation de l'organe par des corps étrangers impropres à la digestion la cause d'une sténose pylorique avec dilatation consécutive. Cet auteur semble avoir reconnu le rétrécissement du pylore, tandis que Klohss[7],

1. BARD, *Journ. gén. de méd.*, t. LXVIII, vol. VII, 2e série, 1819.

2. VACCA, cité par Bard., *Saggio intorno alle princ. e più frequent. Malatt. et c.*, t. II.

3. REES, cité par Bard., *Practical obs. on disorders of the stomach.*

4. *Traité des phlegmasies*, 1806, in-8º.

5. BILLARD, *De la Membrane muqueuse gast.-intest.*, etc. *Rech. d'anat. path.*, p. 340, 1825.

6. BEAUDE, *Mémoire sur un cas de polyphagie.* Paris, 1826.

7. KLOHSS, *Hufeland's Journ. der prakt. Heilk.*, vol. LIX, st. II, p. 86.

en son absence, invoque un spasme de cet orifice, se basant sur un cas dans lequel l'organe aurait été irrité par l'emploi abusif d'émétique.

Pézérat de Charolles[1] repousse aussi la théorie de l'inflammation et ne voit là qu'un effet de l'atonie de la musculeuse. Appelé, en 1820, à donner ses soins à une servante de 30 ans qui mangeait plus que 3 manœuvres, il reconnut la dilatation et guérit sa malade par la continence. Ce médecin parle aussi d'un homme de 35 ans, habitué à boire beaucoup, et dont l'estomac se laisse distendre pendant plusieurs jours de suite pour se vider bruyamment dans les intestins; mais, quelque grande et incommode que soit la surcharge de l'estomac, jamais le vomissement n'a lieu. Le relâchement de la musculeuse explique l'absence de vomissement; cependant l'urgence d'évacuer le trop-plein du gaster et l'irritation de celui-ci par les substances accumulées et faisant l'effet de purgatifs, déterminent la contraction qui est suivie d'une débâcle.

Raymond[2] se contente de rapporter un fait dans lequel il put voir un estomac mesurant 27 pouces le long de la grande courbure, 6 dans le sens de la petite et 7 du cardia à la grande courbure dans le sens vertical. Il constata une hypertrophie portant surtout sur la musculeuse, sans trace aucune de stricture au pylore.

En 1830, J. Frank fils[3] essaie d'esquisser une classification qu'il fait reposer entièrement sur l'étiologie. Il reconnaît à la dilatation quatre genres de causes : *a*) un obstacle au cours des aliments ; *b*) la polyphagie ; *c*) la laxité et le ramollissement de la muqueuse ; *d*) la nutrition exagérée de l'organe, ainsi qu'on le voit dans les autres viscères.

1. PÉZÉRAT DE CHAROLLES, *Journ. complém. des sciences méd*, t. XXXIV, p. 162, 1829.

2. RAYMOND, *Journal hebdomadaire,* juin 1830.

3. J. FRANK, *Prax. med. univ. praecepta*, p. III, vol. I, section II, p. 225, Wurtzbourg, 1830.

Il faut venir jusqu'en 1833 pour trouver le premier travail d'ensemble sur cette intéressante question de la dilatation stomacale. Dans un mémoire intitulé : *De l'Ampliation morbide de l'estomac considérée surtout sous le rapport de ses causes et de son diagnostic*, et entrepris sous l'inspiration de M. Rayer, son maître, Duplay[1], chef de clinique interne à l'hôpital de la Pitié, mettant à profit les observations éparses dans la science, les réunit dans son ouvrage et en ajoute deux inédites. Partant de là, il étudie les causes de l'ampliation et recherche les erreurs de diagnostic auxquelles cette maladie peut donner lieu, en décrit les symptômes, en trace la marche et pose les règles thérapeutiques qui doivent guider le clinicien. Les causes de l'ectasie sont multiples : a) l'oblitération ou le rétrécissement du pylore ; b) les adhérences anormales de l'estomac ; c) la destruction des fibres musculaires ; d) l'induration du tissu cellulaire avoisinant le pylore ; e) l'atrophie totale de la couche musculaire ; f) les tumeurs hydatiques développées dans la cavité de l'organe ; g) sa paralysie.

La symptomatologie repose sur les signes fournis par la langue et le caractère des vomissements. La forme du ventre avant et après l'expulsion du contenu donne des renseignements d'une grande valeur ; l'auteur insiste sur les données fournies par la palpation, la percussion et la succussion.

La marche de l'ampliation est intermittente mais progressive ; le bord colique de l'organe descend toujours sous l'influence de son contenu, les deux orifices se rapprochent graduellement. Les vomissements, fréquents au début, deviennent de plus en plus rares ; les douleurs, violentes dans les premiers temps, disparaissent vers la fin. La nutrition finit par devenir languissante et le patient succombe dans la cachexie.

1. DUPLAY, *Arch. gén. de méd.*, IIe série. t. III, p. 165 et suiv., et p. 525 et suiv., ann. 1833.

Quant au traitement, Duplay regarde comme chose difficile d'établir une règle générale à cet égard, attendu que la dilatation n'est qu'un symptôme d'une maladie plus ou moins grave. Contre l'altération organique du viscère, son atrophie, la destruction de la couche musculaire, l'art est impuissant. Les chances de guérison sont plus grandes si la maladie est due à une paralysie de l'organe; on peut alors compter sur l'effet des toniques, amers, purgatifs. L'alimentation sous le plus petit volume possible sera d'un grand secours.

A l'exemple de Duplay, Naumann[1], en Allemagne, établit une classification; mais, au lieu de s'appuyer sur l'étiologie, il lui donne pour base l'anatomie pathologique; c'est ainsi qu'il en constitue trois séries : *a*) dilatation hypertrophique, dans laquelle les parois de l'organe sont distendues, mais en même temps épaissies par un processus inflammatoire ; *b*) dilatation atrophique, caractérisée par le défaut de contractilité de l'estomac, l'amincissement de sa paroi qui est devenue très-friable ; *c*) dilatation par sténose pylorique dont Albert rapporte un bel exemple sous la dénomination de gastro-ataxie. Serain[2] traite également de l'affection.

Si, jusqu'à présent, nous avons vu les auteurs étudier l'étiologie et la pathogénie de l'affection, il n'en est aucun qui ait signalé sa fréquence. C'est encore à un Français, Petrequin[3], que revient l'honneur d'avoir fait ressortir ce point important: « La dilatation n'est pas si rare qu'on le pense et il est permis de croire que plus d'une dyspepsie pourrait être attribuée à cette cause fréquemment méconnue. » Outre les obstacles organiques au pylore, la maladie peut aussi provenir d'une simple asthénie de l'organe qui se dilate mécaniquement, par cela seul qu'il laisse les aliments s'accumuler dans sa cavité. A l'appui de son dire, il cite deux observations.

1. NAUMANN, *Handbuch der med. Klinik*, 1834.
2. SERAIN, *Schmidt's Jahrbücher*, vol. XXVIII, p. 137.
3. PETREQUIN, *Bulletin de thérapeutique*, t. X, p. 239, ann. 1836.

L'usage du lait et de la glace et, avant tout, la diète favoriseront le retour de l'estomac à ses dimensions normales.

Andral[1], dans sa *Clinique,* fait encore jouer un grand rôle aux lésions de l'orifice par lequel les aliments introduits dans l'estomac doivent naturellement en sortir, rétrécissement ou encore induration du tissu cellulaire du pylore, alors même que celui-ci serait beaucoup plus large que de coutume. Mais il tient pour rares ces cas où on ne trouve d'autres altérations que l'injection ou le ramollissement de la membrane muqueuse. Aussi en rapporte-t-il un bel exemple, p. 113, obs. 7. Une femme de 23 ans, que des revers de fortune obligèrent à se faire institutrice, devint dyspeptique à la suite d'une frayeur; son état ne fit qu'empirer et au bout de onze années de maladie, elle succomba dans le marasme. A l'ouverture du cadavre, l'estomac fut trouvé recouvrant presque la totalité des viscères abdominaux; son bord colique touchait presque au pubis; c'était surtout le grand cul-de-sac qui avait pris part à l'ampliation. Les parois étaient en général minces et friables, la muqueuse partiellement ramollie; la couche musculaire se faisait remarquer par son extrême ténuité. Le côlon transverse avait suivi la grande courbure et se trouvait situé derrière elle.

La sténose congénitale du pylore, fait assurément fort rare, a été observée par Puchelt, d'Heidelberg, et Pauli[2], dans sa dissertation inaugurale, se fait rapporteur d'un exemple unique dans la science.

En 1840, l'Écossais John Home Peebles[3], médecin ordinaire de l'infirmerie royale d'Édimbourg, publie un travail analogue au mémoire de Duplay, dans lequel il réédite la

---

1. ANDRAL, *Clin. médicale,* t. II, 4ᵉ édit., *Maladies de l'abdomen,* p. 107 et suiv.

2. PAULI, *De ventriculi dilatatione.* Francfurt a/M., 1859.

3. JOHN HOME PEEBLES, *Edimb. med. surg. Journ.,* in *Arch. gén. de méd.,* 3ᵉ série, t. IX.

plupart des observations citées par ce dernier, auxquelles il en adjoint deux inédites.

La première, qui lui est personnelle, peut se résumer ainsi : Dyspepsie datant de cinq ans, vomissements très-copieux, amaigrissement. Organe dilaté avec fluctuation manifeste ; mort presque subite. L'estomac descendait jusque dans la fosse iliaque, contenait des gaz et beaucoup de liquide, les tuniques étaient épaissies. Ces désordres reconnaissaient pour cause un rétrécissement du duodénum. Le second fait, qu'il attribue au chirurgien Anderson[1], est l'histoire d'un homme qui eut pendant sa vie des attaques successives de constipation opiniâtre auxquelles vinrent se joindre plus tard des vomissements périodiques. On vit un estomac recouvrant l'intestin ratatiné ; le pylore était libre ; mais, vers l'S iliaque du côlon, existait un rétrécissement admettant le calibre d'une plume d'oie.

Ce sont là deux cas où l'ampliation est due à un rétrécissement portant sur l'intestin ; il n'en est plus de même dans l'exemple suivant. Cette troisième observation, empruntée au Dr Christison, a trait à un malade qui succomba après avoir présenté pendant longtemps des signes de dyspepsie et des vomissements de liquide brunâtre. L'ampliation de l'organe fut trouvée extrême : du cardia au pylore, suivant la grande courbure, 3 pieds 8 pouces anglais ; pour le remplir, il fallut y verser 16 pintes. Il n'existait au pylore ou sur le parcours de l'intestin aucune altération qui pût expliquer semblable ectasie.

Dans son article *Dilatation de l'estomac*, Canstatt[2] regarde l'ampliation comme n'ayant qu'une signification secondaire et se trouvant être le résultat : *a*) d'une hypertrophie, d'une atrophie ou paralysie de l'estomac ; *b*) d'un rétrécissement du pylore ou du duodénum ; *c*) d'un tiraillement des parois

1. Anderson, *Edimb. med. and. philos. commentaries*, t. II.
2. Canstatt, *Schmidt's Encyklopädie*, 1841.

du viscère ou d'adhérences de sa face externe ; *d*) d'hydatides
contenues dans sa cavité. Le clinicien allemand estime que
le cas décrit par Rokitansky sous la rubrique de *Dilatation
spontanée*, et qui résulte du tiraillement exercé sur les parois
par une hernie scrotale volumineuse, doit se ranger dans la
troisième catégorie. Telle ectasie se produirait au milieu des
vomissements avec ou sans lésions inflammatoires de la muqueuse, et cela par simple effet de paralysie. Aussi, la pompe
stomacale rend-elle aux malades qui ne peuvent plus vomir,
les mêmes services que dans la dilatation de la vessie. C'est
donc à cet auteur que l'on doit l'idée première de l'application du cathétérisme à l'estomac.

Bamberger, Henoch, Budd, Bayard et nombre d'autres auteurs apportèrent leur tribut à la question.

En 1843, Louis[1] attira l'attention sur la fréquence de l'ectasie stomacale se développant chez les sujets entachés de
tuberculose. C'est ainsi que sur un total de 96 autopsies de
tuberculeux, il trouve neuf fois l'estomac doublé ou triplé de
volume et descendant bien au-dessous de sa position habituelle. Dans 6 de ces cas, la grande courbure était de niveau
avec la crête de l'os des iles ; dans les 3 autres, elle dépassait
d'une petite quantité seulement l'ombilic. Chez tous, le foie
était volumineux et abaissé dans la même proportion que
l'estomac. Aussi, l'auteur prétend-il que ce déplacement et
cette augmentation de volume sont pour ainsi dire propres
aux phthisiques et les croit-il être la suite naturelle des secousses de toux plus ou moins répétées. Et pour donner plus de
poids à l'opinion qu'il émet sur le rôle pathogénique de la
tuberculose à l'égard de l'ampliation, il fait la contre-épreuve
en examinant l'organe chez 230 autres sujets morts d'affections autres ; deux fois seulement il observe l'ectasie, chez
un cardiaque, puis chez un sujet mort à la suite d'une carie

---

1. LOUIS, *Recherches sur la phthisie*, 2ᵉ édit., p. 609, 1843.

vertébrale. La grande courbure atteignait alors le niveau des crêtes iliaques ; mais encore le foie était volumineux, ce qui lui fait admettre un rapport constant entre ce dernier et l'organe de la digestion. L'altération principale portait sur la muqueuse qui était ramollie, amincie, parfois détruite ; dans les plus amplifiés, au contraire, il la trouva épaisse, rouge et recouverte de mucus.

Parmi nombre cas d'ectasie, Tood[1] en a rencontré un dont la cause était un rétrécissement cicatriciel du duodénum ; la dilatation était si grande que le viscère remplissait toute la cavité de l'abdomen. Les membranes n'étaient pas amincies, au contraire, la musculeuse avait augmenté de volume. Pour ce qui est des causes capables d'amener la maladie, Tood admet les cicatrices d'ulcère ; l'ingestion habituelle d'une grande quantité d'aliments végétaux ; une altération du contenu stomacal consistant en une fermentation lactique accompagnée de la production de sarcines.

Les cicatrices d'ulcère rond seraient, d'après B. Ritter[2], une cause d'ampliation, ainsi que semble le démontrer l'observation qu'il publie. Il a vu un cultivateur souffrant depuis de longues années de douleurs plus ou moins vives, qui, après un repas copieux, vomit à plusieurs reprises 59 noyaux de cerises et 3 de prunes, alors que depuis plus d'un an il n'avait mangé de ces fruits. Trois ans après, il succomba dans d'immenses douleurs, et son estomac fut trouvé démesurément amplifié, descendant jusqu'au pubis ; ses parois étaient flasques, les plis de la muqueuse effacés ; celle-ci portait une cicatrice d'ancien ulcère rond.

Cruveilhier[3] reconnaît que l'on rencontre parfois des dila-

---

1. Tood, *Clinical lect. on dilat. of the stomach and sarcin. ventric.* — London, *Med. gazette*, vol. LXVII, n° 1222, ann. 1851.

2. B. Ritter, *Mittheil. aus der Praxis für die Praxis. Rhein. Monatsch.*, August 1851.

3. Cruveilhier, *Traité d'anatomie pathologique*, t. II, 1852, p. 852 et suiv.

tations stomacales en dehors de tout obstacle au pylore, car il en a observé par lui-même trois exemples dont un qu'il rapporte *in extenso.* Le savant anatomiste affirme que l'ampliation s'effectue aux dépens de la grande courbure qui s'insinue entre les deux feuillets de l'épiploon, tandis que la petite demeure intacte, les orifices cardiaque et pylorique gardant leur position respective. Cependant il a pu voir le déplacement du pylore dans la fosse iliaque droite.

Au point de vue anatomo-pathologique, il établit deux formes bien distinctes de dilatation. L'une, il l'appelle hypertrophique eu égard à l'épaisseur double ou triple acquise par les parois, fait qui s'explique par la formation graduelle de l'ectasie sans que la contractilité musculaire et la force élastique eussent jamais été vaincues ; il y aurait eu contraction intermittente comme il se passe dans l'utérus gravide. L'autre, atrophique, est pour ainsi dire toujours le résultat d'un obstacle au pylore et témoigne du rôle passif joué par l'estomac ; alors sa minceur, comparable à celle d'une feuille de papier, porte surtout sur la couche musculeuse.

Cruveilhier repousse la paralysie comme phénomène initial de l'ectasie idiopathique primitive. Fidèle à la théorie de l'obstruction pylorique, à défaut d'obstacle organique, il admet l'existence d'un obstacle vital, sorte de spasme de ce sphincter. Toutefois, la mauvaise habitude d'introduire une trop grande quantité d'aliments force la contractilité musculaire et la résistance élastique de l'organe, qui devient dès lors impuissant à se contracter sans le secours des muscles abdominaux. Déjà, en 1831, cet auteur avait signalé[1] la dilatation simple avec ou sans hypertrophie du pylore, et exposé les mêmes théories.

La laxité du muscle parut seule pouvoir expliquer à Nicolaï[2]

---

1. CRUVEILHIER, *Dict. de méd. et de chir. prat.*, t. VII, p. 501.
2. NICOLAÏ, *Allgem. med. Centr.-Zeit.*, 1855.

une ampliation jusqu'à l'épine iliaque, l'orifice inférieur se montrant parfaitement perméable ; cet organe avait une capacité de 5 quarts.

Rilliet de Genève[1], frappé de la pénurie littéraire relative à l'ampliation, se demande si c'est à sa rareté ou bien à la difficulté de la reconnaître qu'elle est due.

La dilatation permanente fait seule l'objet de son travail. Mais il déplore que les anatomistes se soient abstenus de fixer des limites à l'ampleur normale de l'estomac ; faute de mieux, il prend l'ombilic comme point à partir duquel on peut tenir ce viscère pour dilaté, mais à la condition que l'état de vacuité le laisse aussi étendu.

Dans cet état morbide, les deux orifices se rapprochent et tendent à se mettre sur un même niveau, l'amplification se fait alors par la grande courbure, sauf quand elle est consécutive à la polyphagie ; dans ces cas, l'organe aurait une direction verticale très-favorable au passage des matières, et en même temps la musculature gagnerait en puissance.

S'il est des estomacs ne présentant aucune altération capable de rendre compte de l'ectasie, d'autres fois, le pylore demeurant tout à fait perméable, on trouve une altération des tuniques en son voisinage (ulcère, infiltration cancéreuse) dont l'effet est d'amoindrir localement la contractilité musculaire et d'amener à sa suite l'ectasie. Quant au rétrécissement organique du pylore, il s'en faut que le cancer seul puisse le produire, ainsi qu'on a généralement tendance à le croire, mais, bien aussi, il peut être dû à une néoplasie fibreuse consécutive ou non à un ulcère.

De 30 à 60 ans, voilà l'âge de la dilatation simple qui reconnaît pour causes : la misère physiologique, les vices dans l'hygiène alimentaire, l'intoxication alcoolique par effet propre de l'alcool, puis par l'abondance du liquide ingurgité.

---

1. RILLIET, *Gaz. hebd. de méd. et de chir.*, t. VI, avril 1859, p. 262, 275, 310.

Pour ce qui est des symptômes, il faut savoir distinguer ceux de la maladie génératrice de ceux appartenant en propre à la dilatation ; celle-ci se caractérise par les vomissements et l'état de l'abdomen.

S'il est des malades qui ne rendent jamais, c'est l'exception ; la plupart, au contraire, rejettent plus ou moins souvent le contenu de leur estomac. Le vomissement présente des caractères particuliers ; son abondance extrême, sa constitution, en ce sens qu'il peut être constitué par des matières prises un certain nombre de jours auparavant et encore indigérées, son odeur particulière de graisse rance, sa saveur atrocement acide, sont autant de signes d'ectasie. Leur apparition à intervalles plus ou moins éloignés est fort remarquable ; en général, ils nécessitent de grands efforts. Chez les malades où ils font défaut, l'évacuation stomacale s'effectue dans l'intestin. Dans l'explication de cette impossibilité que trouvent les aliments à reprendre la voie rétrograde, Rilliet se déclare franchement contraire à l'opinion de Duplay qui invoque le parallélisme des orifices, attendu que, au début du moins, il n'existe pas encore ; pour le clinicien de Genève, l'intensité de la paralysie, la rapidité et la facilité de sa production, l'absence de rétrécissement au pylore, l'anorexie diminuant l'abondance des ingesta, sont motifs suffisants pour rendre compte de ces exceptions.

L'auteur fait connaître un symptôme nouveau, la constipation tenace et rebelle aux moyens thérapeutiques ordinaires. Quant aux signes physiques, il entre en pleine communauté d'idées avec Duplay. Cependant il pense que si le vomissement n'a jamais existé et que si le malade se refuse à boire, le diagnostic pourra demeurer fort obscur, surtout si l'ampliation a atteint ses dernières limites. Il appuie son dire par l'exemple d'un malade chez lequel, malgré les symptômes de dyspepsie avec développement du ventre, mais en l'absence de vomissements, on crut à une tumeur dépendant de l'épiploon. L'autopsie fit découvrir un estomac dans lequel la nourriture de plusieurs semaines s'était accumulée. Les parois de l'organe étaient épaissies et le pylore, très-large, portait un ulcère.

Après avoir établi le pronostic et posé les règles à suivre dans le traitement, l'auteur termine cet important travail par une observation qui résume, au point de vue du diagnostic et de la marche de la maladie, la plupart des considérations qu'il a si bien fait ressortir.

Oppolzer[1] rapporte l'histoire d'un malade souffrant de longue date d'aigreurs et de vomissements accompagnés d'accès de cardialgie. Voussure ; sonorité tympanique, puis matité vers la partie déclive de la tumeur, phénomènes variables suivant la position ; bruit hydro-aérique, firent diagnostiquer une dilatation jusqu'au-dessous de l'ombilic. Des sarcines en nombre considérable se rencontraient dans les matières vomies.

Cette ectasie, l'auteur la rattache au catarrhe chronique : « Le catarrhe amène avec le temps une dilatation de l'estomac, non-seulement par suite de l'ingestion exagérée d'aliments et de l'énorme sécrétion de la muqueuse malade avec diminution de la résorption, mais encore par suite de la paralysie de la musculature de l'estomac incapable de soulever les matières accumulées dans le fond jusqu'au niveau du pylore, etc. » C'est la première fois que nous trouvons signalée en propres termes l'excrétion de liquide par la muqueuse stomacale ; de plus, Oppolzer remarque la quantité innombrable de sarcines contenue dans les matières vomies, sans la regarder cependant comme une conséquence fatale de l'affection.

La distension de l'estomac sans cause palpable serait, de

---

1. Oppolzer, *Erweiterung des Magens mit Erbrechen von Sarcina. Spitals-Zeit.* 4, 11. April 1863.

l'avis de Valleix[1], une rareté pathologique ; « elle devient évidemment alors une maladie particulière dont il faut connaître l'existence et dont il faut chercher le mode de production. » Amincissement des parois, atrophie des fibres musculaires, paralysie, ingestion immodérée de substances solides ou liquides, augmentation de volume du foie sont autant de conditions propres à favoriser l'apparition de la maladie. Dans la description des symptômes, Valleix remarque que les douleurs, si elles existent, ne prennent jamais le caractère aigu. Aux signes fournis par la succussion, il ajoute un signe commémoratif propre à faire reconnaître l'affection. C'est la sensation qu'éprouve le malade quand il boit, sensation de chute du liquide.

Quant aux lésions anatomiques, il rappelle le rapprochement des orifices auxquels le viscère est comme suspendu, l'amplification de la grande courbure qui occupe en grande partie les fosses iliaques et le grand bassin, d'où il résulte que l'épiploon est presque entièrement effacé ; la petite courbure forme un arc de cercle beaucoup plus étroit et se trouve en partie au-dessous du niveau de l'ombilic. Les parois sont amincies, transparentes ; les fibres musculaires sont écartées et quelquefois détruites au niveau du pylore. La cavité renferme une masse de matières accumulées, d'aliments plus ou moins altérés par la digestion.

L'ampliation n'aurait pas par elle-même de gravité notable ; mais, toutes choses égales d'ailleurs, celle qui est due aux excès d'aliments et de boissons est de beaucoup la moins grave.

Le diagnostic différentiel avec l'ascite semble assez difficile pour que cet auteur croie devoir donner dans un tableau synoptique les signes propres à chacune de ces affections.

---

1. VALLEIX, *Guide du médecin praticien,* 5ᵉ édition, tome III, p. 713, année 1866.

Skjelderup[1] traite de la dilatation spontanée, celle à qui Hirsch[2] donne le nom d'hypertrophie excentrique. Ce dernier admet que cette maladie est loin d'être une rareté, car en six ans il a pu en observer 19 cas. Le mal, il est vrai, peut ne se révéler par aucun symptôme; mais le plus souvent il arrive qu'on observe ceux d'un catarrhe chronique avec poussées aiguës intercurrentes. Pendant plusieurs jours le liquide s'accumule et peut atteindre le chiffre de 8 à 12 quarts, quand la moyenne normale est de un quart et demi; cela suffit à rendre compte de la fétidité des vomissements.

Se basant sur l'ordre de fréquence, Hirsch donne une énumération statistique des symptômes. Quant au pronostic, il est grave si on ne peut guérir le catarrhe, attendu que des poussées aiguës ou quelque complication peuvent mettre fin aux jours du patient.

L'état anatomique de l'organe est toujours modifié; dans un cas, les parois stomacales étaient ramollies; dans un autre, elles avaient leur épaisseur et leur consistance normales, mais la muqueuse était mamelonnée et le tissu cellulaire sous-muqueux épaissi; dans un troisième cas enfin, les parois étaient amincies.

L'examen microscopique, dont Hirsch, le premier, consigne les résultats, montre une atrophie de la muqueuse avec disparition de ses glandes. Le muscle, également atrophié, ne présente pas de dégénérescence graisseuse.

L'étiologie est variable : troubles de l'innervation générale (hystérie, anémie), affaiblissement par l'onanisme, ingestion exagérée d'aliments, gastrite chronique, voilà les causes de la maladie. Quant au sexe, il semble avoir une influence, puisque, sur 19 sujets, on compte 14 hommes et 5 femmes seulement. Le maximum de fréquence serait de 30 à 40.

---

1. Skjelderup, *Spontan Udvidning of Maveposen, dens pathologi og Behand-ling. Norsk Magazin for Lægevidensk.* S. 741, 793, ann. 1866.

2. Hirsch, *Jahresbericht,* 1866, t. II, p. 134.

Dans le traité classique de Grisolle[1], il est dit que, dans la grande majorité des cas, l'ampliation stomacale reconnaît pour cause une obstruction pylorique ou des adhérences de l'organe. Cependant, le célèbre pathologiste allemand annonce que des exemples très-rares prouvent que la distension peut se faire en dehors de toute altération appréciable. Si la paralysie de la musculeuse peut être le point de départ de la maladie, le plus souvent on ne trouve la cause que dans des habitudes de gloutonnerie. Le plus souvent alors les parois ont une épaisseur bien diminuée.

Malgré les écrits de Canstatt, Oppolzer, Hirsch en Allemagne, de Rilliet en Suisse, de Peebles en Angleterre, de Duplay, Andral, Louis, Cruveilhier en France, l'ampliation stomacale fut reléguée sur un plan tout à fait secondaire, sans doute à cause de sa prétendue rareté, et demeura inconnue de la grande majorité des médecins. Ce n'est qu'en 1870, alors que Kussmaül attira l'attention du monde médical vers les résultats merveilleux obtenus par la pompe, que l'étude de cette intéressante maladie fut mise à l'ordre du jour. Dans son mémoire[2], où il expose les avantages obtenus par sa méthode, l'auteur étudie causes et symptômes de la dilatation.

A défaut d'obstacles organiques, Kussmaül cherche toujours à expliquer l'ectasie par un obstacle vital que l'autopsie ne saurait faire découvrir, tel que stricture au pylore, sorte de constriction spasmodique réflexe, consécutive à une ulcération, si petite qu'elle soit. Il semble cependant admettre que la dilatation puisse se produire sans que la sténose pylorique entre en ligne de compte, car il dit, page 458 : « De prime abord, il est constaté que la pompe stomacale agit utilement

---

1. GRISOLLE, *Traité de pathologie interne*, 1869, t. II, p. 395.
2. KUSSMAÜL, *Traitement de la dilat. de l'estom. au moyen de la pompe stomacale*, in *Archiv. gén. de médecine*, 6e série, t. I, p. 145 et 557.

dans le cas de dilatation simple de l'estomac, ne résultant pas d'un rétrécissement du pylore ou du duodénum, comme cela a lieu chez les polyphages où l'estomac est surchargé et distendu au delà de son élasticité normale, ou par suite d'une grande débilité nerveuse, ainsi que dans la convalescence des maladies déprimantes, après le typhus, etc. » Ce phénomène, il le compare à ces cas de paralysie de la vessie à la suite de rétention prolongée, pendant le cours du typhus, dans l'ataxie locomotrice, etc. Mais il a hâte d'ajouter : « Je n'ai cependant pas encore eu l'occasion d'observer moi-même des cas de ce genre. »

Mais alors, comment expliquer la formation de l'ectasie quand, après avoir observé pendant la vie les signes d'une obstruction complète du pylore, on parvient, à l'autopsie, à introduire le petit doigt dans cet orifice ? Kussmaül pense pouvoir résoudre le problème de la façon suivante : « Lors même d'un rétrécissement moyen, l'estomac a épuisé ses forces avant d'avoir pu éliminer complétement son contenu ; ce résiduum augmente après chaque repas et, par son propre poids, agit dans le même sens que le rétrécissement. » L'organe ne peut plus faire mouvoir quoi que ce soit à travers le pylore, tandis que des évacuations considérables ont lieu par vomissement. Cet état peut coïncider avec une hypertrophie excentrique de l'estomac ; en tout cas, les mouvements péristaltiques ne cessent d'exister, sauf peut-être quand la musculature est paralysée par dégénérescence de la fibre consécutive à une gastrite chronique intense. D'après cela, il faut une cause mécanique, n'ayant rien de commun avec une paralysie de la musculature et élevant le rétrécissement au degré d'une obstruction complète.

L'auteur en revient donc toujours à la théorie de la sténose pylorique, et les vomissements sont, de toute nécessité, le seul mode d'évacuation du contenu stomacal ; mais, si copieux qu'ils soient, il reste toujours dans l'organe un résidu

alimentaire plus ou moins abondant qui peut s'évaluer souvent par litres. Dans les matières rendues, on trouve de
nombreuses sarcines qui offrent une résistance opiniâtre aux
lavages simples ou médicamenteux.

Une constipation opiniâtre fait, d'après cet observateur,
partie du cortége symptomatique de l'affection et présente
un haut intérêt au point de vue du pronostic. Sous l'influence
du traitement, elle cède d'ordinaire et les garde-robes redeviennent normales; mais aussi elle peut persister, signe
fâcheux qui annonce une désorganisation irréparable de
l'estomac et une obstruction insurmontable du pylore.

Kussmaül est le premier qui signale les crampes atteignant
de préférence les muscles fléchisseurs des bras, des mollets,
du ventre, des mâchoires; elles reconnaissent, comme cause
la plus proche, une évacuation considérable du contenu de
l'estomac, ordinairement par le vomissement, plus rarement
par la pompe, et ne se manifestent dans la plupart des cas
que plusieurs heures après l'évacuation. Ce ne sont point des
convulsions par anémie cérébrale qui surviendraient à la
suite d'un afflux trop considérable de sang vers l'abdomen
qui vient de subir une déplétion brusque. L'auteur les assimile aux crampes des cholériques et les croit produites par
la prompte condensation du sang, qui amène à sa suite le
desséchement rapide des vaisseaux et des nerfs. Puis il cherche à savoir d'où vient cette quantité énorme de liquide si
peu en rapport avec la quantité des ingesta. Une excrétion
pathologique de suc gastrique et de salive d'une part, et
d'autre part l'épaisseur anormale de la muqueuse couverte
d'une couche épaisse de mucus formant vernis qui entrave
la résorption, voilà deux conditions suffisantes pour expliquer l'abondance du liquide.

Comme conséquence de la diminution de l'eau dans le
sang, on observe encore la sécheresse de la peau, la soif ar-
dente, la constipation, la quantité faible des urines.

Au point de vue de la régénération de l'organisme, la dilatation n'offre que peu d'inconvénients tant que l'estomac peut former un bon chyme; mais, dès que la muqueuse s'irrite, se désorganise sous l'influence de la stagnation de son contenu acide, la résorption devient imparfaite et la réparation des tissus demeure insuffisante.

Depuis la publication du travail de Kussmaül, les écrits se multiplient, les observations se succèdent, témoignant des avantages que l'on retire de l'application de la méthode nouvelle. L'étiologie et la symptomatologie de la dilatation et son diagnostic surtout gagnent en précision.

Bartels de Kiel[1] publie un article sur la dilatation de l'estomac et son traitement par le lavage. A cette maladie il reconnaît comme causes : le rétrécissement engendré par le catarrhe chronique et la formation de mucosités, avec hypertrophie de la musculature; la sténose pylorique cancéreuse ou cicatricielle. En second lieu, il croit à l'efficacité des adhérences anormales de l'estomac aux organes voisins et de la surcharge fréquente de ce viscère par abus d'alimentation.

Luton[2] voit dans l'ectasie stomacale plutôt un état acquis qu'une maladie véritable, aussi devrait-on la rapporter à la circonstance qui l'a produite si, dans son ensemble, elle ne constituait un état pathologique bien défini et ne comportait en quelque sorte une symptomatologie et un traitement propres. Quant aux causes qui engendrent cette affection, elles sont de deux ordres; ce sont d'abord les obstacles siégeant au pylore, rétrécissement cancéreux ou cicatriciel, et à côté d'eux il range les rétrécissements spasmodiques résultant d'irritations habituelles à l'orifice de sortie et notamment de ces érosions irritables dont parle Kussmaül. Pour que telles

1. BARTELS, *Mittheilungen d. Ver. Schlesw.-Holsteinscher Aerzte.* Heft 3, p. 51, 1870.
2. LUTON, *Nouveau Dict. de médec. et de chir. prat.*, t. XIV, p. 257, 1871.

coarctations fibreuses se produisent, il n'est nullement besoin que l'ulcération siége à l'orifice ; elle peut exister dans son voisinage et même en être plus éloignée encore. Enfin, les tumeurs oblitérant la lumière du pylore forment la dernière variété de cette classe.

Dans la seconde, qui est moins bien caractérisée, la dilatation tiendrait à une altération de la tunique contractile ; souvent secondaire, cette impuissance du muscle est provoquée par un travail excessif ; d'abord il s'hypertrophie, puis survient la période d'épuisement avec relâchement des parois. Mais aussi elle peut être primitive et tenir à une paralysie d'origine nerveuse ou musculaire ; cependant pareille hypothèse ne peut être émise que quand on ne rencontre ni adhérences, ni catarrhe de la muqueuse. L'intoxication phosphorique ou septique, en stéatosant le muscle, est aussi capable d'amener la maladie.

Si l'ampliation est due à l'habitude de manger copieusement, elle s'accompagne d'hypertrophie musculaire.

Luton donne la description d'un estomac dilaté et signale le rapprochement de ses orifices. Dans un cas observé par lui, la grande courbure mesurait 75 centimètres, tandis qu'en moyenne normale elle n'en a que 46 ; l'organe était en bissac et sa portion pylorique se montrait beaucoup plus développée que la cardiaque.

A la symptomatologie, l'auteur ajoute un signe nouveau ; c'est le bruit de chute du liquide dégluti que l'on entend en auscultant la région épigastrique.

Dans son travail inaugural inspiré par M. Schutzenberger de Strasbourg, Blot[1] distingue deux sortes de dilatation : l'une que l'on pourrait appeler physiologique, dans laquelle il n'y a pas rétention des ingesta, parce que la musculeuse

---

1. BLOT, *Considérations sur l'ampliation morbide de l'estomac et son traitement par la pompe*. Thèse de Paris, 1872, n° 19.

demeure contractile, auquel cas l'orifice pylorique est abaissé et permet un passage facile des aliments vers le duodénum ; l'autre, ampliation morbide, qui s'accompagne de rétention permanente de la totalité ou d'une partie des aliments, est la seule qu'il étudie.

Les dilatations dues à une cause mécanique étant mises de côté, Blot, se basant sur l'étiologie de l'affection, en divise les causes en deux classes : dans la première, il range les lésions matérielles des parois (induration du tissu sous-muqueux voisin du pylore ; destruction de la musculeuse de cette région ; atrophie de la totalité du muscle ; ramollissement, etc.) ; dans la seconde, il fait rentrer tous les cas où l'on ne trouve aucune altération appréciable (atonie et paralysie de la musculeuse, suite de polyphagie, vieillesse, débilité, cachexies, maladies déprimantes, etc.).

En l'absence de toute lésion des membranes, voici comment l'auteur comprend la formation de l'ectasie : au début, le défaut de contractilité du muscle a pour effet la stagnation des aliments ; mais ceux-ci, par la pression continue qu'ils exercent, produisent l'abaissement du bord colique et le rapprochement des orifices qui, tiraillés, se ferment probablement comme une boutonnière qu'on étire.

Le vomissement offre des caractères pathognomoniques ; mais s'il n'a pas lieu, c'est que l'organe abaissé en totalité échappe à l'action du diaphragme.

Dans sa thèse, Blot rapporte l'observation d'une malade chez laquelle M. Schutzenberger porta le diagnostic d'ampliation, et à l'autopsie de laquelle le pylore fut trouvé induré, épaissi, coarcté au point de ne livrer passage qu'à un mince filet d'eau ; 76 noyaux de cerises polis et usés par frottement en obstruaient la lumière. L'examen microscopique fait par M. Feltz, n'ayant révélé qu'une néoformation fibreuse, on admit l'existence d'une hypertrophie fibreuse du tissu cellulaire, consécutive à l'irritation produite par les corps étrangers.

Le catarrhe chronique, au dire de Niemeyer[1], par suite de l'augmentation de volume portant sur la muqueuse, le tissu sous-muqueux et le tissu cellulaire des parois de l'organe, peut, par hypertrophie simple, entraîner un fort rétrécissement du pylore avec ampliation tellement grande que l'organe envahit quelquefois la plus grande partie de l'abdomen. Mais le diagnostic d'hypertrophie simple avec pylorosténose ne doit être posé qu'autant qu'on aura pu éliminer le rétrécissement cancéreux ou cicatriciel.

Cependant, quand, à l'autopsie, on trouve un pylore assez large pour qu'il n'y ait pas arrêt dans le cours des matières, on doit croire à un affaiblissement de l'action musculaire, une paralysie myopathique favorisée par la distension permanente et le catarrhe stomacal.

Dans son travail inaugural, Louradour-Ponteil[2], à la plupart des observations connues, en ajoute deux personnelles; partant, il étudie l'étiologie et la pathogénie de l'affection. Suivant lui, l'ulcère, bien que ne donnant pas lieu à une occlusion pylorique, peut engendrer l'ectasie par simple destruction de quelques fibres musculaires; mais il admet aussi avec Brinton[3] que la paralysie est quelquefois la résultante de la douleur qui empêche le muscle de se contracter. L'atrophie musculaire primitive est chose rare. Le tiraillement brusque de l'organe, sa distension lente par excès d'alimentation qui en détermine la paresse, la boulimie et la polydipsie en sont autant de causes réelles. Les adhérences et indurations du pylore, la constriction par un corset ayant pour effet de rapprocher les deux orifices, la gastrite chronique, et enfin la paralysie musculaire, terminent cette longue série de causes.

1. Niemeyer, *Pathol. int.*, édit. franç. traduite de la 8e édit. allemande, t. I, p. 584. 1872.

2. Louradour-Ponteil, *Étude sur l'étiol. et la pathog. de la dilat. de l'estom.* — Thèse de Paris, 1873, n° 220.

3. Brinton, *Maladies de l'estomac,* trad. Riant, Paris, 1870.

A propos de la nature des vomissements, l'auteur expose une conception tout originale pour expliquer cette sorte d'éclectisme que l'estomac semble montrer dans le rejet de son contenu : il y aurait là un simple effet de densité ; le bol alimentaire récent étant plus dense que les matières anciennes altérées déjà et fermentées, gagne le fond et ne doit être expulsé qu'en dernier lieu.

Hilton Fagge[1] décrit les mouvements péristaltiques énergiques que l'on rencontre dans la dilatation aiguë, tandis que dans l'ampliation chronique ils feraient absolument défaut. Pollock[2] raconte avoir obtenu plein succès par l'usage du bismuth associé à l'opium contre les vomissements répétés qui tourmentaient un malade atteint d'ectasie gastrique. Strauss[3] fait, sur le sujet, un travail inaugural dans lequel il n'apporte aucune idée nouvelle ; mais Winternitz et Baum[4], reconnaissant les dangers dus à l'abondante excrétion de liquide stomacal, préconisent la cure sèche pour la vaincre.

Au sujet du diagnostic de la maladie, Leube[5] se montre convaincu que la sonde seule peut donner la certitude de son existence. Par le palper, on cherche à en sentir l'extrémité à travers les parois de l'abdomen. Dans l'état normal, l'ombilic étant l'extrême limite que l'instrument puisse atteindre, plus ce point de repère sera dépassé, plus l'organe se trouvera amplifié. Quant aux autres moyens diagnostiques, il les considère tous comme défectueux et en particulier la perception des mouvements péristaltiques.

Le professeur Quincke, de Berne[6], a reconnu une ectasie

1. HILTON-FAGGE, *On acute dilatation of the stomach. Guy's Hospital,* rep. XVIII, 1873.

2. POLLOCK, *Med. tim. and Gaz.,* 20 septembre 1873, p. 324.

3. STRAUSS, *Ueber Magenerweiterung.* Inaug.-Diss. Berlin, 31 ss., 1873.

4. WINTERNITZ et BAUM, *Die Magenerweiterung. Wiener med. Presse.* n° 17, ann. 1873.

5. LEUBE, *Deutsch. Archiv f. klin. Med.,* vol. XVI, 1874, p. 394.

6. QUINCKE, *Corresp.-Bl. f. Schweiz. Aerzte,* 1874, n° 1.

stomacale chez un malade ; à son autopsie, outre l'ampliation annoncée, il trouva une perforation ancienne faisant communiquer la cavité gastrique avec le côlon, fait assurément très-rare. Il avait noté l'alcalinité des urines.

En 1874, Biermer[1] expose, dans une réunion de la Société de médecine de Zurich, ses idées sur la dilatation de l'estomac et son traitement. Puis l'Anglais Wilks[2] produit un article sur l'ectasie et l'application de la pompe stomacale dans cette affection. L'année suivante, c'est Ekberg[3] qui annonce avoir obtenu les résultats les plus favorables des lavages à l'acide phénique, tant qu'ils ont été suivis assidûment, chez deux sujets porteurs de dilatation avec hypertrophie du viscère.

Grœtschel[4], puis Basch[5], dissertent sur le sujet sans apporter autre chose de nouveau que des observations. Foot[6] se contente de publier un nouvel exemple d'ectasie.

Penzoldt[7] fait une revue historique à peu près complète et résume les connaissances acquises sur cette intéressante maladie. Quant à sa genèse, il se contente de discuter les opinions des divers auteurs et admet la plupart de leurs conclusions; cependant il semble croire que c'est par la dyspepsie consécutive que le catarrhe, soit aigu, soit chronique, amène l'ampliation. Quant aux symptômes, il reconnaît que s'il en est de propres à l'ectasie, ils se rapportent pour la plupart à la maladie génératrice; il faut donc les distinguer.

Pour assurer le diagnostic, l'emploi de la sonde est indiqué toutes les fois que l'on peut exclure l'idée de cancer ou d'ulcère. Mais encore faudrait-il avoir des données précises

1. Biermer, *Schweiz. Corresp.-Bl.*, IV, 2, p. 46, 1874.
2. Wilks, *Lancet*, I, 22 May, p. 763, 1874.
3. Ekberg, *Upsala läkareforen förhandl.*, X, 6, 414, ann. 1875.
4. Grœtschel, *Inaug.-Diss.* Berlin, 1875.
5. Basch, *Wiener med. Presse*, n°s 20 et 22, 1875.
6. Foot, *Dubl. Journ.*, LIX, p. 192, 1875.
7. Penzoldt, *Die Magenerweiterung, eine klin. Studie.* Erlangen, 1875.

sur l'ampleur et la situation normale de l'organe ; aussi l'auteur admet-il, avec Luscka [1], que la dilatation ne doit être diagnostiquée que quand la grande courbure dépasse l'ombilic et que la capacité de l'organe est de plus de 2 litres. Ces mesures, cependant, lui semblant par trop arbitraires, il fait de nombreuses expériences pour trouver les limites dans lesquelles on peut enfoncer la sonde chez un sujet sain. Il consigne dans son travail les résultats obtenus pour les différentes tailles et établit une loi générale : la sonde ne doit avoir au maximum que le tiers de la longueur totale du corps, ou 5 centimètres de moins que l'étendue de la colonne vertébrale ; elle ne doit dépasser, tout au plus, que de 8 centimètres la distance de la quatrième vertébrale à la deuxième lombaire, plus celle prise des incisives à l'arrière-gorge.

Un autre moyen diagnostique proposé par Rosenbach [2] est le suivant : la sonde œsophagienne étant en place, on y insuffle de l'air au moyen d'une poire en caoutchouc ; dès que l'œil de la sonde plonge dans le liquide stomacal, il se produit un gargouillement perceptible pour l'oreille appliquée contre l'abdomen. On continue l'expérience en ajoutant ou en retirant de l'eau, puis on note à quelle distance des incisives se trouve l'extrémité de l'instrument.

L'auteur regarde l'ectasie comme un état non définitif, se caractérisant plutôt par une tendance incessante à l'augmentation. Au début, il y a lutte entre le poids du contenu et la résistance musculaire, l'ectasie n'est alors que temporaire ; mais si le mal continue, la dilatation persiste par suite d'une véritable insuffisance du muscle.

Fürstner [3] engage à faire emploi de la faradisation pour

---

1. LUSCKA, *Die Lage der Bauchorgane.* Carlsruhe, 1873.

2. ROSENBACH, *Deutsch. med. Wochensch.*, II, 20, 21, 1876.

3. FÜRSTNER, *Ueber die Anwendung des Inductionsstromes bei gewissen Formen der Magenerweiterung. Berl. klin. Wochensch.*, n° 11, p. 141, 1876.

renforcer le muscle et l'aider à lutter contre l'ampliation ; les électrodes sont posés, l'un sur l'hypochondre gauche, l'autre du côté du pylore, de façon que le courant passe du cardia au pylore. Un affaissement rapide de l'organe et la disparition des douleurs en sont le résultat.

Dans un article sur la dilatation dans le catarrhe chronique, Neffel[1] ne fait que détailler l'application des courants induits suivant la méthode de Fürstner. Oka et Harada[2], en préconisant l'emploi de l'électricité sous cette dernière forme, ainsi qu'ils ont eu l'occasion de l'appliquer à l'hôpital de Yedo (Japon), n'ont que le mérite de nous apprendre que la maladie gastrique n'est point l'apanage exclusif de la vieille Europe.

Stein[3] signale l'alcalinité des urines et va même jusqu'à l'élever au rang de signe diagnostique.

Alfonsi[4] n'apporte qu'un médiocre travail de compilation sur la gastrectasie. Léger[5], puis Balzer[6], font ressortir les effets salutaires de la pompe appliquée au traitement de l'ampliation.

Le Poil[7], à côté des causes d'ordre mécanique, en reconnaît d'autres aboutissant à des troubles de la contractilité musculaire, sorte de paralysie avec atrophie des tuniques, qui sont : un vice d'alimentation par excès ou surcharge momentanée de l'estomac, les excès alcooliques et en général toute cause débilitante.

Les modifications anatomiques consisteraient en une para-

1. NEFFEL, *Centralblatt f. d. med. Wiss.*, n° 21, 1876.

2. OKA et HARADA, *Berlin. klin. Wochensch.*, n°ˢ 39, 40, 42, 1876.

3. STEIN, *Archiv f. klin. Med.* Bd. 18, S. 207.

4. ALFONSI, *De la Gastrectasie.* Thèse de Paris, n° 28, fév. 1876.

5. LÉGER, *France méd.*, n° 11, p. 81, 1877.

6. BALZER, *France méd.*, p. 698, 1877.

7. LE POIL, *Contribution à l'étude de la dilat. de l'estom.* Thèse de Paris, n° 522, 1877.

lysie musculaire avec altération de la muqueuse; mais cette opinion ne repose sur aucun fait anatomo-pathologique.

Cet auteur attire l'attention sur un phénomène remarquable et propre à la maladie, l'afflux considérable de liquide dans lequel les aliments demeurent comme noyés.

Trois observations inédites forment le point de départ de ce travail.

Ziemssen[1] pense que, dans la gastroectasie, l'amplification se fait d'abord par le grand cul-de-sac pour s'étendre ensuite au reste de l'organe. La muqueuse se trouve épaissie, mamelonnée ou bien amincie vers le fond; la musculeuse en est plus épaisse, normale ou plus ténue et ses fibres, d'apparence habituellement normale, peuvent quelquefois subir la dégénérescence graisseuse ou colloïde signalée par Kussmaül et Maier. Le pylore est abaissé, de sorte que des anses intestinales peuvent s'insinuer entre lui et le cardia.

Quant aux causes de cette ectasie, il reconnaît en première ligne les rétrécissements du pylore, de quelque nature qu'ils soient, puis la polyphagie, la polydipsie et l'ingestion de substances indigestes dont l'influence est irrévocable. L'atonie de la musculeuse, par suite d'affections aiguës ou chroniques (fièvres typhoïde et puerpérale, tuberculose, chlorose, anémie), et les adhérences anormales de l'organe la déterminent. La diminution dans la production du suc gastrique ou la résorption insuffisante des peptones formés doit aussi entrer en ligne de compte. L'auteur, enfin, pose sans la résoudre la question de savoir si les affections cérébrales et médullaires peuvent troubler les mouvements de l'estomac, et si l'hypochondrie et l'hystérie sont la cause ou l'effet de l'ampliation.

Parvenue à un certain degré, la gastroectasie présente des

---

1. ZIEMSSEN, *Handbuch der speciellen Pathologie und Therapie*, t. VII, 2e partie, 1878.

symptômes qui la font diagnostiquer à coup sûr. La déchéance
précoce des forces et l'amaigrissement sont de règle, quand
même les malades présenteraient une apparence d'embonpoint. Ziemssen décrit avec soin les troubles fonctionnels et
pense que le sentiment de tension épigastrique, éprouvé par
les malades après les repas, est dû à la pression des aliments.
Les vomissements diffèrent peu comme qualité de ceux du
catarrhe chronique, mais ils ne sont pas constants. La constipation habituelle serait, d'après sa manière de voir, l'indice
d'une évacuation insuffisante du contenu stomacal dans l'intestin; aussi, les sécrétions biliaire et intestinale se trouvant
réduites à leur minimum, entraînent l'affaiblissement de la
péristaltique du tube digestif. Peut-être encore que la pression du contenu de l'estomac sur ses nerfs agirait en diminuant d'une façon réflexe la motilité de l'intestin, mais ce
n'est là qu'une hypothèse.

En vue de faciliter la recherche de l'étendue occupée par
l'estomac, l'auteur conseille d'introduire dans sa cavité de
l'acide carbonique; quant à la constatation de la péristaltique
de l'organe, il n'en fait pas grand cas, attendu que les mouvements de l'intestin peuvent parfaitement donner le change.
Le clapotement n'est pas non plus un signe propre à la dilatation, car, outre qu'il peut se produire dans un organe normal, il peut aussi avoir lieu dans le côlon. Pour ce qui est du
bruit particulier que l'on signale lors des inspirations profondes ou des mouvements brusques, il n'a de valeur que
lorsqu'il est constaté par les assistants.

La percussion est aussi un procédé infidèle et incapable
de fournir des renseignements certains; toutefois, la matité
dont on constate le déplacement par suite des changements
de position, la disparition de ce signe après l'aspiration du
contenu et son retour si on injecte de nouveau du liquide,
sont presque pathognomoniques. Mais la sonde jette la lumière sur le degré de l'ectasie : si on l'enfonce facilement à

70 centimètres (l'introduction possible chez l'homme sain
n'étant que de 60 centimètres) et surtout si, par la palpation,
on en découvre l'extrémité au-dessous de la ligne qui joint
les deux épines iliaques, il n'y a plus de doute possible.

Raymond[1], dans sa thèse de concours, rapporte que Tood a
plusieurs fois signalé une dilatation énorme chez les gout-
teux (p. 199). Et plus loin (p. 208), il parle incidemment de
l'ectasie, qu'il donne comme signe différentiel entre la gastrite
chronique, affection à laquelle elle est propre, et la dyspepsie
simple.

Jurgensen[2] s'appuyant sur des considérations théoriques,
critique la méthode que Rosenbach a enseignée pour arriver
au diagnostic précis de dilatation. Il reconnaît cependant que
ce médecin a ouvert une perspective toute nouvelle, une voie
inexplorée jusqu'à ce jour; les résultats obtenus sont sujets
à caution et gagneront beaucoup à être complétés.

L'Italien Cantani[3] voit dans la dilatation une conséquence
de la paralysie musculaire. Gassner[4], se plaçant à un point de
vue tout à fait restreint, entreprend l'étude des crampes et
convulsions épileptiformes survenant dans le cours de l'ampliation stomacale.

De 1873 à 1878, le Dr Leven fait une série de communi-
cations relatives à la dilatation simple de l'estomac, relatées
dans les *Mémoires de la Société de biologie*, les *Bulletins de
l'Académie de médecine*, la *Gazette des Hôpitaux*, etc. Mais il
nous suffira d'analyser son Traité des maladies de l'estomac[5]
pour rappeler les idées du médecin de l'hôpital Rothschild
sur l'affection qu'il a soigneusement étudiée pendant nombre d'années.

1. RAYMOND, *Des Dyspepsies*. Thèse de concours pour l'agrégation, 1878.
2. JURGENSEN, *Deutsch. Archiv für klin. Med.*, XXI, Bd. S. 388-415, 1878.
3. CANTANI, *Il morgagni*, mars 1878.
4. GASSNER, *Inaug.-Diss.* Strasbourg, 1878.
5. LEVEN, *Traité des maladies de l'estomac*. Paris, 1879.

D'abord il annonce que ce n'est point chose rare de rencontrer des estomacs ectasiés ; en effet, il en rapporte bon nombre d'observations personnelles. Cette affection reconnaît presque constamment pour cause la dyspepsie, dont elle serait une espèce très-commune.

Dans deux cas, l'examen histologique a démontré l'existence d'un travail inflammatoire étendu à la muqueuse, aux glandes et aux vaisseaux, toutes altérations de tissu qui sont le fait de la gastrite chronique, quelle qu'en soit la cause génératrice ; il y a des troubles circulatoires favorisant la formation d'ulcères avec hémorrhagies, ou même une simple filtration sanguine. Seul, l'allongement de la fibre musculaire serait en rapport direct avec la dilatation ; par suite de l'inflammation du tissu cellulaire, le muscle se convulse fréquemment, finit par se laisser paralyser, puis s'allonge.

L'ectasie imprime à la maladie génératrice un caractère particulier au point de vue clinique, tout comme sous le rapport de l'anatomie pathologique.

L'auteur estime que l'ampliation ne débute qu'un certain temps après la dyspepsie, surtout si elle s'est accompagnée de crampes ; alors les douleurs provoquées par la pression ou spontanées disparaissent pour ne plus se montrer que concomitamment avec le sentiment d'ondulation stomacale qui suit de plus ou moins loin le repas ; mais elles cèdent rapidement à la suite de quelques régurgitations liquides ou alimentaires. Il tient pour quasi-pathognomoniques de l'ectasie la sensation de glou-glou éprouvée chaque soir d'abord, puis après chaque repas, ainsi que les vomissements périodiques consistant d'une façon presque exclusive en eaux et remarquables par leur abondance extrême ; cependant le vomissement fait quelquefois défaut.

La percussion, la succussion, la sensation de flot fournissent des éléments suffisants de diagnostic pour que l'on puisse s'abstenir du cathétérisme. Enfin, comme derniers symptômes propres, l'auteur fait mention de la rareté des urines et des convulsions finales qui se rattachent directement à l'ampliation excessive du viscère et à l'abondance de l'excrétion de liquide.

Si la dilatation est récente, elle est curable par un régime approprié que l'auteur règle avec soin, se basant sur de nombreuses expériences physiologiques; il devient, au contraire, excessivement difficile d'enrayer l'excrétion de liquide quand l'ectasie est de vieille date. Mais abandonnée à elle-même, la maladie aboutit à la mort par inanition.

Savoir si on n'a pas affaire à une dyspepsie simple ou à un cancer, tels sont les points importants que comporte le diagnostic différentiel; quant à l'ulcère, il est, tout comme la dilatation, une complication ordinaire de la dyspepsie.

Deux ans plus tard, Leven, poursuivant ses observations, trouve dans la maladie gastrique la source d'une foule de phénomènes nerveux décrits isolément, et propose de les confondre dans un seul groupe qu'il désigne sous le nom de maladie cérébro-gastrique[1], c'est aller beaucoup trop loin.

Dujardin-Beaumetz[2] est convaincu que dyspepsie atonique, dyspepsie flatulente, dilatation de l'estomac, ne sont que des degrés différents de la parésie de la couche musculeuse, d'où indication des médicaments dits tétanisants; tandis que Oser, de Vienne[3], semble croire à la distension mécanique de l'organe par les liquides et les gaz et en conclut à la nécessité de parer à leur action funeste. Et pour prévenir leur accumulation, il conseille la pression sur les parois abdominales, les efforts de toux, l'excitation des parois stomacales par l'électricité, l'emploi des sondes et l'aspiration par les ballons. Semblable idée est soutenue par Marchal[4], qui considère

1. LEVEN, *Gazette médicale de Paris*, 7 janvier 1882.
2. DUJARDIN-BEAUMETZ, *Clinique thérapeutique*. Paris, 1879.
3. OSER, *Wiener med. Presse*, 1879.-n° 3.
4. MARCHAL, Thèse de Paris, n° 275, 1879.

l'ectasie comme secondaire dans la plupart des affections de l'estomac et lui reconnaît pour cause une action mécanique exercée par le contenu qui, en s'accumulant, entrave la production des réflexes dont l'effet est l'exonération de l'organe. La polyphagie, l'obstruction du pylore et surtout les lésions de la muqueuse comprises sous le nom de dyspepsies doivent être rangées en première ligne parmi les causes génératrices. Bara[1] pense également que l'ectasie est un des modes de terminaison des dyspepsies chroniques et que la distension due aux liquides et aux gaz détermine les convulsions irritatives du muscle, puis sa paralysie. D'après ses recherches, il arrive à conclure que l'ampliation, outre qu'elle est souvent indépendante de toute lésion au pylore, peut même avoir lieu sans altération macroscopique ou microscopique des parois de l'organe, assertion tout à fait gratuite qu'il n'appuie sur aucun fait. L'auteur insiste sur la précision à apporter dans le diagnostic de la cause, car cette connaissance seule doit guider dans le choix des moyens thérapeutiques.

Deux Anglais, Clifford et Albutt[2], et l'Américain Bigelow[3] concourent à faire connaître l'ampliation et en publient des cas nouveaux.

Damaschino[4] regarde la dilatation comme un état morbide commun à une foule d'affections stomacales et n'ayant que bien rarement une existence propre. Malgré cela, elle a une physionomie qui lui est spéciale. Outre les obstacles au pylore, les altérations des parois elles-mêmes l'engendrent; adhérences de l'organe et paralysie musculaire, sont deux causes certaines d'ectasie. Quant à savoir si la cause réelle à laquelle est due la dilatation est unique, si elle consiste en

1. BARA, Thèse de Paris, n° 331, ann. 1879.
2. CLIFFORD et ALBUTT, *Brit. med. Assoc.; Brit. med. Journ.*, 21 août 1879, p. 289.
3. BIGELOW, *New-York med. record.*, 2 octobre 1879.
4. DAMASCHINO, *Maladies des voies digestives*. Paris, 1880, p. 581.

une paralysie ou une dégénérescence du muscle, l'auteur se garde de trancher la question. Toutefois il pense que l'ampliation avec hypertrophie des parois serait toujours due à un obstacle, tout comme il arrive pour le cœur qui, après s'être hypertrophié pour vaincre une résistance, tombe ensuite en asystolie.

Tout en reconnaissant la réalité des causes diverses invoquées par les auteurs pour expliquer la formation de l'ectasie stomacale, Léchaudel[1] l'envisage à un point de vue tout particulier. La dilatation, soit aiguë, soit chronique, peut être primitive et dépendre d'une simple parésie du viscère se rattachant à des troubles de nature réflexe ou à certains états généraux. Cette sorte d'ampliation serait susceptible d'engendrer la dyspepsie.

Ducluzaux[2] fait de la dilatation stomacale le sujet de sa thèse inaugurale, simple travail de compilation à propos de deux observations inédites ; Scherf[3] en Allemagne et l'Américain Da Costa[4] dissertent également sur le sujet, et Sneddow[5] publie l'histoire d'une gastrectasie traitée avec succès par l'emploi de la sonde. Malbrauc[6] cite un cas compliqué de dilatation : il y avait écoulement continu de bile et de suc pancréatique dans la cavité gastrique.

En 1880, Kussmaül[7] décrit les mouvements péristaltiques apparents pour les estomacs dilatés, alors qu'il y a rétrécissement du pylore avec hypertrophie des parois de l'organe. Il apprend en outre qu'on peut les observer dans les névroses ou quand il existe une excitabilité trop grande du système

---

1. Léchaudel, *De la Dilatation primitive de l'estomac.* Thèse de Paris, 1880.

2. Ducluzaux, Thèse de Paris, 1880, n° 371.

3. Scherf, *Inaug.-Diss.* Göttingen, 1880.

4. Da Costa, *The med. record..* janv. 1880.

5. Sneddow, *Brit. med. Journ.* 10 janv., p. 51, 1880.

6. Malbrauc, *Berlin. klin. Wochensch,* n° 28, 1880.

7. Kussmaül, *Samml. klin. Vorträge,* herausg. von Rich. Volkmann, n° 181, 1880.

nerveux stomacal, et comme, dans ces cas, il y a souvent situation verticale du viscère, on peut être induit en erreur et croire à la dilatation, surtout si cet état se complique de dyspepsie.

Cependant la violence des mouvements péristaltiques, produits sous des influences diverses, peut devenir une cause efficace d'ampliation.

Kussmaül met ainsi en lumière une genèse tout à fait nouvelle de la maladie.

A la séance du 8 décembre 1880, M. le Dr Bernheim présente à la Société de médecine de Nancy [1] un estomac énorme et communique sept observations d'ectasie, toutes rapportées *in extenso* dans notre travail ; il s'efforce de montrer la grande fréquence de la maladie, qu'il regarde comme « une entité morbide qui, jusqu'ici, ne figure pas dans les livres classiques».

Depuis, notre maître ne cesse d'appeler l'attention des élèves sur la très-grande fréquence des dilatations simples de l'estomac, sur leur coexistence fréquente avec la tuberculose ; si bien que « la dilatation de l'estomac, jointe aux points douloureux névralgiques et musculaires, fixes ou variables sur le thorax et les autres régions du corps, constitue souvent le premier symptôme, presque un symptôme prémonitoire de la tuberculose. « Aucune affection, dit encore M. Bernheim, n'est plus fréquente, n'est aussi souvent méconnue que la dilatation. Il faut la chercher pour la trouver. J'ai vu des malades traités depuis des années comme névropathes, comme hypochondriaques, comme gastralgiques, comme calculs biliaires, comme cancers du foie, voire même comme péricardite, qui n'avaient autre chose qu'un estomac clapotant et gargouillant jusqu'au-dessous de l'ombilic. Et souvent le lavage avec un régime alimentaire convenable donnait une amélioration rapide là où tous les traitements avaient échoué depuis des années. »

1. BERNHEIM, *Revue méd. de l'Est*, p. 89, 1er février 1881.

En 1881, Faucher[1], en vue de faire ressortir les avantages dus à son tube-syphon, présenté en novembre 1879 à l'Académie de médecine, rapporte deux cas de dilatation simple, consécutive au catarrhe, et dans lesquels le traitement par le lavage eut plein succès. Quelques mois plus tard, le Dr Audhoui[2] fait paraître une brochure pour vanter les bénéfices obtenus par sa sonde à double courant et exalter les vertus thérapeutiques de l'eau de Châtel-Guyon et à l'appui il cite quelques exemples de dilatation stomacale.

Bugge[3], s'appuyant sur ce fait que l'estomac dilaté s'applique contre la paroi abdominale, propose, comme moyen diagnostique, de faire, avec l'aiguille de la seringue de Pravaz, une ponction exploratrice jusque dans la cavité de l'abdomen. Si le liquide retiré est acide, c'est que l'aiguille a plongé dans l'estomac ; s'il a une réaction alcaline, il provient de l'intestin. Mais, le plus souvent, quand on aura pénétré dans cette partie du tube digestif, on n'aspirera que des gaz. On peut faire encore avaler du ferrocyanure de potassium avant la ponction et le liquide retiré donnera la réaction du bleu de Prusse avec le perchlorure de fer.

Germain Sée[4], dans son traité des dyspepsies, semble prendre plaisir à se mettre en contradiction avec M. Leven ; en effet, il considère l'ampliation comme phénomène exclusivement physique, n'ayant aucun rapport avec la dyspepsie : « il n'y a pas la moindre corrélation entre ces deux états dont l'un est transitoire, l'apepsie, l'autre permanent, la dilatation. »

Gairdner[5] publie une observation d'ectasie ; Wade[6] four-

1. FAUCHER, *Du Lavage de l'estomac.* Thèse de Paris, 1881.

2. AUDHOUI, *Traité du nettoiement des voies digestives et du lavage de l'estomac.* Paris, 1881.

3. BUGGE, *Tidsskr. f. prakt. med.*, 10, 1881.

4. GERMAIN SÉE, *Des Dyspepsies gastro-intestinales.* Paris, 1881.

5. GAIRDNER, *Glascow med. Journ.*, fév. 1881, p. 149.

6. WADE, *Brit. med. Journ.*, sept. 1881, p. 473.

nit un article sur la dilatation ; Russel [1] recommande le lavage comme traitement rationnel de la maladie, et enfin Lafage [2] présente un travail inaugural sur le traitement de l'ampliation stomacale par la pompe ; à ce propos, l'auteur rapporte douze observations inédites.

1. Russel, *Brit. med. Journ.*, fév. 1881, p. 301.
2. Lafage, Thèse de Paris, 1881, n° 417.

CHAPITRE II

Étiologie. — Recherches microscopiques sur l'ampliation ; histologie pathologique. — Pathogénie de l'affection reposant sur les données fournies par le
microscope.

Il est impossible de rattacher l'ampliation stomacale à un
seul ordre de causes ; si elle peut, en effet, avoir une existence propre, elle ne se présente le plus souvent qu'au titre
de complication de maladies multiples du viscère ou résulte
d'une affection générale.

Elle se montre en outre sous deux formes bien distinctes :
dans certains cas, elle se produit rapidement pour disparaître en général avec la circonstance qui l'a engendrée, c'est
la forme aiguë. D'autres fois, au contraire, elle s'installe sans
manifestation bruyante et affecte une tendance remarquable
à s'étendre toujours davantage ; elle est chronique.

Bien que l'étude de la dilatation aiguë demeure en dehors
du cadre de notre sujet, nous ne pouvons cependant la passer sous silence, car, ainsi que nous le verrons, elle n'est
souvent qu'un premier stade vers l'ampliation définitive.

DILATATION AIGUË.

Nous l'avons vue maintes fois se produire dans le cours
des affections fébriles gastriques et même dans la simple indigestion. Elle a aussi été signalée après l'ingestion de substances capables d'acquérir un grand développement dans
l'estomac.

Une autre cause assez fréquente, que nous voulons rappeler ici, y donne souvent lieu, nous voulons parler de cette

distension extraordinaire que l'on observe quelquefois à la suite de certains traumatismes, et qui peut créer un danger sérieux si l'on n'y porte remède.

M. Kœberlé[1], dès 1873, signalait la fréquence et la gravité des accidents dus à la distension de l'estomac, ainsi qu'il arrive dans le cours de la péritonite traumatique chez les ovariotomisées, et insistait sur la nécessité d'une évacuation prompte et renouvelée de l'organe.

M. le professeur Gross[2] a également été témoin d'un cas où l'expansion de ce viscère fut le phénomène le plus sérieux qui se déroula à la suite d'une opération de hernie étranglée. Une seule évacuation par la sonde œsophagienne amena une détente si rapide dans les phénomènes généraux, que l'auteur attribue à l'emploi du cathétérisme le salut de la patiente.

Semblable intervention fut moins heureuse entre nos mains, et, malgré des lavages répétés, nous ne parvînmes qu'à conjurer passagèrement les accidents dus à la distension, et notre opéré succomba aux progrès d'une congestion pulmonaire rendue grave par suite du ballonnement abdominal.

OBSERVATION I[3].

Hernie étranglée; kélotomie. — Dilatation aiguë de l'estomac; congestion pulmonaire. — Mort; autopsie.

Le 11 avril 1882 (M. le Pr Michel étant absent), un médecin de la ville envoie à l'hôpital Saint-Léon un homme d'une cinquantaine d'années, fort obèse, atteint d'étranglement herniaire irréductible.

Le soir de l'entrée, nous faisons une première tentative de taxis sans résultat. Le malade n'a point eu de garde-robe depuis

1. Société de médecine de Strasbourg, 1873.
2. *Observations de clinique chirurgicale,* par le docteur F. Gross, 2ᵉ fascicule, 1878.
3. Observation personnelle.

la veille au matin ; il n'a pas vomi, mais a de temps en temps un peu de hoquet ; le pouls est bon. Ventre un peu plus développé que de coutume, mais souple et indolore.

Le lendemain, quelques régurgitations et vers le soir un petit vomissement fécaloïde. Aucune matière solide, liquide ou gazeuse n'a été rendue par l'anus, malgré un purgatif énergique (Gosselin). La tumeur herniaire persiste dans son irréductibilité, mais est peu douloureuse.

Dans la nuit, le ventre se ballonne ; la journée suivante, son développement s'exagère ; l'estomac n'atteint que l'ombilic.

Le soir, les symptômes d'étranglement continuant et le tympanisme abdominal gênant la respiration, nous concluons avec notre collègue, le Dr Rohmer, chef de clinique, que le moment est venu d'opérer sans retard.

L'opération est pratiquée par nous avec succès.

Le jour suivant, bien que l'opéré eût eu plusieurs garde-robes liquides et abondantes, nous retrouvons le même météorisme abdominal avec ampliation exagérée de l'estomac qui descend à trois travers de doigt au-dessous du nombril. Les vomissements continuent. Nous mettons en usage le tube de Faucher et retirons plus de 4 litres de liquide fécaloïde. Après le lavage, le ventre est redevenu souple, la respiration est facile et le patient se croit sauvé.

Mais trois heures après, déjà, les régurgitations, les vomissements, le météorisme ont reparu. A la visite du soir, nous jugeons urgent de procéder de nouveau à l'évacuation. Plus de 2 litres sont aspirés, au grand contentement du malade. L'auscultation des bases des poumons dénote une congestion pulmonaire double assez étendue.

La nuit est agitée ; délire. Le jour suivant, le ballonnement excessif et la dyspnée indiquent un nouveau lavage ; quantité énorme de liquide. Le soulagement qui en résulte est moins évident que la veille, bien que le ventre soit redevenu souple ; mais la congestion pulmonaire a envahi plus de la moitié des deux poumons, malgré l'application réitérée de ventouses. Le facies est excavé et présente une teinte cyanotique.

Alcool, injections d'éther, stimulants de toute sorte ne peuvent prévenir la terminaison fatale qui a lieu à 4 heures du soir, 48 heures après l'opération.

A l'autopsie, nous remarquons l'intégrité parfaite de la cavité péritonéale et de l'anse intestinale réduite qui a repris partiellement sa coloration normale.

L'estomac, démesurément agrandi, a sa situation ordinaire, mais la grande courbure descend dans le flanc gauche jusqu'au niveau de l'épine iliaque. Il contient encore environ 3 litres de liquide.

Les poumons sont imbibés de sang dans les trois quarts de leur étendue ; le foie et le tissu cardiaque sont graisseux, friables, ce qui explique largement la mort rapide de notre opéré.

Chez ce malade, le fait le plus frappant a été l'énorme quantité du liquide retiré de l'estomac, quantité peu en rapport avec les boissons qu'il a pu prendre.

Le fait suivant est bien apte à montrer combien, dans ces circonstances, l'abondance du liquide peut atteindre un taux élevé, véritable hydrorrhée aiguë favorisant singulièrement l'ampliation.

OBSERVATION II[1].

Contusion violente de l'abdomen ; épanchement sanguin péri-tonéal. — Dilatation aiguë de l'estomac avec refoulement du diaphragme ; emploi du syphon ; cessation des accidents.

On amène dans notre service, salle Saint-Léon, un homme d'une quarantaine d'années qui vient de faire une chute de sa hauteur. Il est tombé sur le côté de façon que son flanc a porté sur une poutre reposant sur le sol.

Le blessé se plaint d'une douleur vive dans tout l'abdomen et principalement dans la partie droite. Ses réponses sont fort précises, mais sa parole est entrecoupée par suite du retentissement douloureux qu'elle provoque vers le ventre.

La pression de la région indiquée comme ayant subi le choc le plus violent arrache un cri de douleur ; la percussion dénote à ce niveau une matité dans l'étendue de la largeur de la main. La vessie dépasse légèrement le pubis et le malade éprouve le besoin

1. Observation personnelle.

d'uriner sans pouvoir le satisfaire; la sonde ramène une urine parfaitement limpide.

Nous posons le diagnostic d'épanchement sanguin péritonéal, dû peut-être à quelque déchirure des organes internes, et nous prescrivons des applications de glace sur le ventre pour prévenir les accidents de péritonite.

Le lendemain, le ventre se ballonne, le patient a du hoquet.

Dans la soirée, commencent les vomissements; la douleur augmente, la distension abdominale est bien plus marquée et l'estomac forme une voussure visible jusqu'au-dessous de l'ombilic; toute cette région offre la résistance d'un coussin à air.

A 9 heures du soir, nous sommes mandé près du malade : la dyspnée, due au refoulement du diaphragme autant qu'à la douleur, est très-grande; l'indication surgit de vider l'estomac. N'ayant pas le tube de Faucher à notre disposition, nous différons l'opération jusqu'au lendemain.

Ayant souci de l'état de notre malade, nous eûmes hâte de le visiter de fort bonne heure le jour suivant. Les vomissements avaient continué toute la nuit et l'abdomen s'était développé encore davantage. La face commençait à se gripper; le pouls était petit, serré, fréquent; le corps se couvrait d'une sueur froide.

L'estomac paraissant plus tendu encore que la veille, nous introduisons le tube-syphon qui permet de retirer plus de 2 litres d'un liquide extrêmement fétide, fécaloïde, contenant une masse de sarcines. Après le lavage, le patient accuse un soulagement immense, il respire librement et se croit guéri.

Trois évacuations furent encore nécessaires, après quoi le calme se rétablit; les fonctions digestives revinrent en leur état normal et l'estomac reprit peu à peu son ampleur ordinaire.

Nul doute que nous avons rendu à ce blessé un service immense en faisant disparaître un des symptômes les plus pernicieux de l'irritation péritonéale.

L'ectasie, dans ces cas, résulte de troubles sympathiques provoqués par l'inflammation de la séreuse abdominale; et même, en dehors de tout travail phlegmasique, une simple irritation péritonéale peut, par effet réflexe, donner lieu à des vomissements incoercibles avec expansion énorme et rapide de l'estomac. Tel est le fait dont M. Bernheim fut témoin et que nous publions ci-dessous.

OBSERVATION III[1].

Hernie épiploïque ancienne, sortie sans étranglement. — Vomissements réflexes. — Dilatation aiguë de l'estomac. — Gastrorrhée. — État cholériforme. — Mort.

Mme X...., âgée de 49 ans, souffre depuis une dizaine d'années de troubles divers traités comme névropathiques. Ce sont surtout, pendant ses périodes menstruelles, des battements de cœur avec respiration courte et souvent un certain degré d'asystolie, lèvres bleues, râles fins à la base des poumons, urines rares et denses.

Il y a quatre ans, elle fut prise subitement d'aphasie (amnésie verbale) avec fourmillements et parésie légère des membres droits, troubles qui furent considérés comme hystériques et disparurent sans traces au bout de quelques semaines.

La malade porte depuis plusieurs années une hernie épiploïque gauche, qui souvent sort pendant l'époque menstruelle, et alors se gonfle, prend le volume du poing, devient douloureuse, s'accompagne de troubles cardiaques (asystoliques) réflexes, et rentre spontanément au bout d'une huitaine de jours quand la période est terminée.

Depuis deux ans, la malade allait mieux, ses crises cardiaques étaient plus rares ; elle vaquait à ses occupations sans s'astreindre à trop de ménagements. La pointe du cœur battait à un travers de doigt en dehors de la ligne mamillaire (hypertrophie du cœur), ses bruits toujours inégaux avec quelques intermittences, mais pas d'essoufflement, pas d'œdème ni des membres ni des poumons. La hernie était d'ailleurs bien contenue par un bandage fait à Paris par Robert et Collin ; digestion et selles toujours normales.

Vers le 30 janvier, Mme X.... contracta une bronchite simple, sans troubles cardiaques.

---

1. Observation communiquée par M. le professeur Bernheim.

Le 29, soit sous l'influence d'une quinte de toux, soit par suite d'un effort, la hernie sortit brusquement et une douleur excessive arrachant des cris à la malade s'étendit à tout l'abdomen.

Je constatai avec M. le Dr Demange père, qui soignait cette dame depuis des années, une tumeur herniaire du volume de deux poings douloureuse à la pression. L'abdomen lui-même n'était pas gonflé, mais souple et pouvait être palpé profondément sans douleur. D'ailleurs, les selles s'obtenaient facilement, spontanées ou à la suite de lavements miellés.

A la poitrine quelques sibilances et râles muqueux.

Rien ne semblait différencier la crise actuelle des précédentes, si ce n'est l'intensité plus grande de la douleur jetant la malade dans une agitation nerveuse excessive avec anxiété plus vive que d'habitude.

Le 30 janvier au soir, une injection de morphine (1 centigr.) amena un peu de calme. (Vessie de glace sur la tumeur.)

Le lendemain, vomissement d'un liquide acide, jaunâtre, clair, se répétant plusieurs fois par jour avec nausées continuelles. La malade n'ayant pas eu de selles depuis son injection de morphine, prend un lavement laxatif qui produit plusieurs petites garde-robes.

L'état nauséeux continue néanmoins ainsi que les vomissements ; cependant la tumeur herniaire est moins volumineuse, moins tendue, moins douloureuse, et tout l'abdomen peut être profondément palpé sans développer la moindre sensibilité. Il n'y a certainement pas d'étranglement herniaire. (Vessie de glace, pilules de glace à l'intérieur. — Liqueur de Hoffmann, 2 gr.)

Dans la nuit du 31 janvier au 1er février, vomissements continus, plusieurs litres d'un liquide jaune clair (sans odeur) sont rejetés ; agitation, sentiment de fatigue et de faiblesse, subdélire par moments ; la malade est accablée de pressentiments.

Dans la journée du 1er février, continuation des nausées et des vomissements ; le ventre est indolore ; un lavement huileux détermine deux petites selles. Les bruits du cœur sont comme d'habitude, le pouls a son caractère habituel, ampleur moyenne avec inégalités et intermittences légères ; aucun symptôme asystolique.

Nous constatons, le soir, que l'estomac remplit toute la cavité abdominale jusqu'à deux travers de doigt au-dessus du pubis, rempli de liquide, formant une vaste panse, clapotant et gargouillant au moindre mouvement, à la moindre palpation. Il s'était produit une dilatation aiguë de l'estomac avec gastrorrhée ; et c'était une dilatation aiguë, puisque le ventre palpé deux jours auparavant n'avait rien présenté d'anormal. Mme X... n'avait d'ailleurs accusé aucun trouble digestif. (Injection de morphine, 5 milligr. — Continuation de la glace. — Lavements huileux.)

Dans la nuit, nausées et vomissements continuels de liquide jaunâtre ; un grand vase de nuit est rempli ; anxiété, agitation vive ; délire par intervalles avec hallucinations ; la malade veut se dresser sur son lit, se lever ; crampes passagères dans les mollets.

Le lendemain de bonne heure, on nous appelle. Mme X... est assise sur son séant, le regard brillant, parlant avec volubilité, étonnée de. se trouver dans un état singulier. Les lèvres sont cyanosées, les joues plaquées d'un rouge obscur, la face grippée, les extrémités froides, les mains glacées, le pouls petit et dépressible (excitation par asphyxie carbonique commençante).

La sonde de Faucher introduite dans l'estomac ramène 2 litres de liquide. (Thé au rhum. — Injection sous-cutanée d'éther.)

A 11 heures du matin, l'estomac est de nouveau rempli comme avant ; la malade n'a plus vomi ; la cyanose, la réfrigération des extrémités persistent, l'excitation alterne avec la somnolence, le pouls est filiforme, fréquent. (Injection sous-cutanée d'éther.)

Puis la somnolence devient continue, la teinte bleue asphyxique augmente ; la malade meurt vers 3 heures.

En résumé, une hernie épiploïque ancienne ayant fait irruption sans s'étrangler, détermine des vomissements sympathiques et une véritable gastrorrhée avec dilatation aiguë considérable de l'estomac. Le liquide évacué par la sonde se reproduit presque instantanément. Cette déperdition incessante de liquide amène un état cholériforme : cyanose, algidité, réfrigération des extrémités, crampes, enfin asystolie et asphyxie ultimes.

CAUSES DE LA DILATATION CHRONIQUE. — CATARRHE GASTRIQUE AIGU FÉBRILE.

Mais, en dehors de ces expansions rapides reconnaissant comme cause un traumatisme chirurgical ou accidentel, ou une irritation péritonéale quelconque agissant par voie réflexe sur la contractilité de l'estomac et son pouvoir excréteur, il est une autre sorte de dilatation aiguë qui, si elle se répète à intervalles rapprochés, peut être un premier pas vers l'ampliation permanente, nous voulons parler de celle qui se produit dans le cours du catarrhe gastrique fébrile.

L'histoire d'un malade que nous avons pu observer au service de M. le professeur Bernheim, va nous servir à confirmer cette proposition.

OBSERVATION IV[1].

Catarrhe gastrique fébrile ; dilatation aiguë de l'estomac. — Régression lente et incomplète de l'organe.

Allié, Ferdinand, âgé de 38 ans, exerce la profession de charretier.

D'une constitution robuste, de santé généralement bonne, il ne s'est jamais adonné à la boisson.

En 1874, pendant qu'il était soldat et ordonnance de son colonel, il dut passer une quinzaine de jours à l'infirmerie pour un embarras gastrique fébrile. Depuis cette époque, sa santé fut florissante.

Il y a quinze jours, après exposition prolongée au froid et à la pluie, A.... fut pris subitement de frissons avec céphalalgie et vertiges, puis de vomissements alimentaires et bilieux ; se déroulent enfin tous les phénomènes d'une fièvre gastrique.

Le 25 décembre 1880, nous trouvons cet homme couché au n° 10 de la salle Saint-Roch.

Le thermomètre n'accuse qu'une faible élévation de température, le pouls est à 90°. Il ne se plaint plus que d'anorexie, d'éructations acides et de sensations d'amertume dans la bouche.

La langue est étalée, couverte d'un enduit blanchâtre qui va s'épaississant vers la base.

L'épigastre est voussuré et la palpation permet de sentir un plan résistant, étendu jusqu'à l'ombilic, et qui n'est autre que la paroi stomacale ; la région est peu sensible au toucher.

---

1. Observation personnelle.

La percussion donne de la sonorité tympanique jusqu'au nombril ; au-dessous de ce point, le son change de caractère et devient plus sourd. Une potion de Rivière administrée a pour effet d'accentuer cette différence, car la sonorité stomacale devient tympanique aiguë, tandis qu'il ne se passe aucune modification du côté de l'intestin. Cette distension artificielle fait descendre la grande courbure d'un travers de doigt.

Le patient éprouve un sentiment de gêne à l'épigastre qu'il nous dit avoir toujours été déprimé avant sa maladie.

Sous l'influence du régime du lait et de la viande, l'ampleur se réduit rapidement, à tel point qu'en trois jours la partie déclive de l'estomac se trouve à trois travers de doigt au-dessus de l'ombilic.

Mais à la suite d'une infraction au traitement, elle se rapproche de nouveau de son point de départ. En même temps, le sentiment de pesanteur et les nausées ont reparu ; toutefois, l'apyrexie est complète.

Un régime sévère ramène l'estomac vers l'épigastre, mais cet organe conserve toujours un certain degré de distension. La noix vomique paraît avoir contribué efficacement à ce retrait.

A..., sentant alors ses fonctions digestives parfaitement rétablies, quitte l'hôpital où il est demeuré 17 jours.

L'histoire de cet homme est bien faite pour éclairer sur la tendance que présente la dilatation aiguë à passer à l'état chronique. Après une première atteinte, l'organe retrouve assez facilement son ressort et revient assez vite à ses dimensions primitives; mais un écart de régime insignifiant suffit pour provoquer de nouveau l'ampliation. Le retrait qui s'était effectué en trois jours après la première poussée, s'est montré bien plus lent à la suite de la seconde, et encore est-il demeuré imparfait. Si de pareilles phases aiguës se reproduisent, le retour aux dimensions normales se fera de moins en moins bien et l'ampliation chronique sera constituée.

Nous abordons maintenant l'étude de la maladie dans son état chronique; nous allons en rechercher les causes, qui sont fort nombreuses.

LÉSIONS ORGANIQUES AYANT LEUR SIÈGE AU PYLORE.

Au premier rang se placent les lésions organiques ayant leur siège au pylore, les plus anciennement connues, et dont le mécanisme est trop facile à comprendre pour que nous nous y arrêtions. Il suffira d'énumérer les différentes altérations que l'on peut y rencontrer.

Un fait rare est la sténose congénitale dont Pauli (*loc. cit.*) a rapporté un exemple et plus tard Landerer.

A la suite, viennent les lésions organiques proprement dites du pylore, parmi lesquelles, dans l'ordre de fréquence, le cancer prend la tête de la série.

L'hypertrophie fibreuse du sphincter stomacal se présente souvent comme cause d'ectasie. Andral, Rilliet, Niemeyer, Cruveilhier, Cornil, etc., en ont parlé. Telle altération anatomique, quoique assez souvent observée après la mort, laisse en général inconnue la cause qui lui a donné naissance. Cependant Blot (*loc. cit.*) en a rapporté un cas dans lequel cette néoformation fibreuse résultait manifestement de l'irritation produite par des corps étrangers. Et tout récemment encore, Dujardin-Beaumetz[1] en a vu un exemple consécutif à l'ingestion d'acide sulfurique.

Une autre cause d'obstruction, que nous ne rapportons qu'à titre de curiosité, ce sont les kystes hydatiques dont parle Jodon, fait encore unique dans l'histoire de la maladie.

RÉTRÉCISSEMENTS SPASMODIQUES DE L'ANNEAU PYLORIQUE.

A côté de ces rétrécissements organiques et permanents, il en existerait un autre genre qui ne laisserait aucune trace à l'autopsie; ce phénomène essentiellement vital, que Van

---

1. Soc. méd. des hôpitaux, séance du 13 janvier 1882

Swieten, Cruveilhier et Kussmaül ont invoqué pour rendre compte de la dilatation sans lésion de l'orifice, serait une stricture, véritable spasme de l'anneau pylorique. C'est une opinion qui ne repose sur aucune preuve directe et qui résulte du besoin ou plutôt de la facilité d'expliquer l'ampliation de l'organe par un obstacle ayant son siège à la porte de sortie. Quoique pareil mécanisme ne soit pas absolument nécessaire pour comprendre qu'un estomac doive se dilater, nous ne le récusons pas d'une façon absolue. Nous sommes même tout disposé à croire à son influence quand on trouve de ces petites érosions ou fissures auxquelles l'auteur allemand, vu le rôle qu'il leur attribue, a donné le nom d'érosions irritables. Ne trouve-t-on pas, en effet, des circonstances analogues du côté des autres sphincters ? Nous voulons dire cette constriction du sphincter anal ou vaginal lorsqu'il existe une érosion ou fissure à leur niveau. Cependant, telle théorie ne peut être admise que quand on peut constater *de visu* l'ulcération.

Suivant nous, même en l'absence de fissures, on serait en droit d'invoquer le spasme résultant de l'irritation simple de la muqueuse, ainsi qu'on l'observe si fréquemment dans les cystites du col de la vessie. Cette étiologie, nous la tenons pour aussi plausible que la précédente.

Pour ce qui est du tiraillement de l'anneau pylorique avec rétrécissement en boutonnière, nous lui refusons tout crédit, d'autant plus que Kussmaül a pu se convaincre, par l'expérimentation sur le cadavre, de la fausseté de cette pure conception de l'esprit.

RÉTRÉCISSEMENTS PORTANT SUR L'INTESTIN.

Mais si la sténose pylorique détermine l'ectasie, un rétrécissement portant sur l'intestin ne pourra-t-il pas avoir une influence semblable ? C'est ainsi que Tood, Peebles ont vu un rétrécissement du duodénum et Bonet une hernie étranglée s'accompagner d'une dilatation de l'estomac. Toutefois, dans ce dernier cas, l'auteur accorde aux vomissements incessants le rôle pathogénique le plus probant. C'est aussi ce qui semble avoir eu lieu chez le malade d'Anderson (*loc. cit.*) qui portait un rétrécissement presque infranchissable de la dernière portion de l'intestin, mais qui avait eu de nombreux vomissements périodiques. Nous nous rallions volontiers à l'avis de Bonet, car les cas d'obstruction intestinale ne sont pas rares et nous ne sachions pas qu'ils aient causé l'ectasie stomacale. Nous avons été témoin d'un fait de rétrécissement cancéreux très-avancé du rectum, chez un malade qui succomba dans le service de M. le professeur Bernheim, et dont l'estomac avait gardé sa grandeur ordinaire. Cependant si l'angustie intestinale se trouve dans la partie voisine du pylore, elle équivaut à une sténose de cet orifice.

A part les rétrécissements dus à une néoformation ou à une cicatrice, Kussmaül[1] a fait intervenir la coudure brusque que subit le duodénum à l'union de sa première et de sa deuxième portion, alors que l'estomac est abaissé rapidement par suite d'une surcharge trop grande produite par son contenu. Cette flexion aurait pour effet de former une sorte de valvule, véritable éperon qui intercepte la communication avec le reste de l'intestin. Si pareil mécanisme est rationnel, il faut reconnaître qu'il doit se présenter bien rarement comme phénomène primordial, car l'abaissement de l'estomac n'a pas lieu d'une façon si rapide.

ADHÉRENCES EXTÉRIEURES DE L'ESTOMAC.

Les adhérences de la face externe de l'organe, dont parle Mauchart, peuvent entraver la contraction normale du muscle, d'où séjour prolongé des aliments dans la cavité gastrique

---

1. *Samml. klin. Vorträge*, herausg. von Rich. Volkmann, n° 181, 1880.

et ectasie. C'est évidemment là encore une rareté pathogénique et, par cela même, son importance en est grandement
diminuée. Les adhérences, en effet, ne sont point chose rare
et se rencontrent fréquemment à la suite de péritonite sans
que pour cela l'estomac se dilate, ce qui donne à croire que
cette cause ne saurait être efficace que dans des circonstances déterminées.

INGESTION IMMODÉRÉE D'ALIMENTS OU DE BOISSONS.

Les excès d'aliments ou de boissons sont souvent, à eux
seuls, capables de constituer l'ectasie. Des exemples remarquables en ont été rapportés par une foule d'auteurs qui se
sont plu à perpétuer l'histoire des polyphages célèbres. Nous
en avons vu plusieurs exemples chez des diabétiques avec polydipsie, traités au service de M. le professeur Bernheim;
nous en citerons un en quelques mots.

OBSERVATION V.

Diabète insipide ; polydipsie. — Dilatation de l'estomac.

C'est un homme d'une trentaine d'années, atteint de diabète
insipide depuis quatre ans. Il boit 18 à 20 litres de liquide dans
les vingt-quatre heures et émet une quantité égale d'urines. Son
appétit est bon, mais il ne mange guère plus qu'un homme sain ;
les digestions sont faciles.

Son estomac est très-ample, descend jusqu'à un travers de
doigt au-dessous de l'ombilic : la succussion y produit un admirable bruit de flot.

De semblables dilatations pourraient être qualifiées de
professionnelles, car elles n'empêchent en rien l'exercice régulier de l'organe. Cependant, à la longue, elles peuvent amener des accidents ainsi que Raymond l'annonce dans sa thèse
pour l'agrégation : « Ces malades digèrent souvent bien pen-

dant longtemps, malgré la polyphagie, mais ils arrivent à être dyspeptiques. »

Il faut, en réalité, qu'une autre condition intervienne pour que la distension permanente puisse se produire, une sorte de faiblesse relative du muscle, attendu qu'elle n'est pas la conséquence nécessaire de l'ingurgitation immodérée d'aliments. C'est à Diemerbroeck (*loc. cit.*) que nous en empruntons la preuve : il dit, en effet, avoir trouvé chez un polyphage et à son grand étonnement, un estomac plus petit qu'à l'état normal, mais dont les parois avaient acquis une épaisseur triple. Il existe donc un rapport bien évident entre la puissance du muscle et la fonction qui lui est dévolue.

FRÉQUENCE DES REPAS.

La fréquence des repas dont parle Penzoldt (*loc. cit.*) agit dans le même sens que la polyphagie. L'estomac, en effet, se trouve soumis aux mêmes lois que les autres organes ; il est, dans son temps d'exercice, une limite qu'il ne peut dépasser. Si on lui impose un travail fréquemment renouvelé, son muscle faillira à la tâche et ses parois, devenues impuissantes, se laisseront distendre.

INGESTA IRRITANTS.

Pour ce qui est de l'influence résultant de l'irritation du viscère par des corps étrangers, ainsi que Beaude (*loc. cit.*) en a rapporté un exemple, ou de l'usage abusif d'émétique signalé par Klohss (*loc. cit.*), ce sont des faits assurément trop rares pour que l'on doive en tenir grand compte au point de vue de l'étiologie.

Il n'en est plus de même de l'usage habituel d'aliments grossiers et irritants, cause fréquente que l'on trouvera signalée dans la plupart de nos observations et qui donne naissance au plus grand nombre de dyspepsies.

PRODUCTION EXCESSIVE DU SUC GASTRIQUE ET RÉSORPTION INSUFFISANTE DES PEPTONES.

Les troubles dans les actes physiologiques de l'estomac, et en particulier dans les fonctions de secrétion et d'absorption, ont été grandement incriminés de produire l'ectasie.

C'est ainsi que Ziemssen (*loc. cit.*) a voulu voir dans l'excès de production de suc gastrique avec résorption insuffisante des peptones une cause de dilatation. Raymond (*loc. cit.*), tout en admettant les troubles du pouvoir de résorption, croyait au défaut d'acidité du suc gastrique. Pour ce qui est de la peptonisation et de l'absorption locale des matières peptonisées, nous nous croyons en droit de réserver notre jugement, vu le manque d'accord qui règne entre les physiologistes à ce sujet, et notamment en ce qui concerne la faculté de résorption qui a été grandement attaquée et même niée dans ces derniers temps [1].

Tood (*loc. cit.*) s'était déjà engagé sur le même terrain en admettant que l'altération du contenu stomacal peut être le point de départ de l'ectasie.

DYSPEPSIE.

La dyspepsie doit-elle donc prendre rang dans l'étiologie de l'affection qui nous occupe ? Avant de répondre, il faut s'entendre sur la signification précise de ce terme employé dans des sens si divers. Nous nous rattachons entièrement à la signification étymologique de ce mot et regardons la dyspepsie comme un simple trouble fonctionnel, un vice dans l'acte de la digestion. Aussi, tant que l'anatomie pathologique ne sera pas venue en aide à la clinique pour éclairer cette

---

1: Leven, *Traité des maladies de l'estomac*, p. 111. Paris, 1879.

question encore si obscure des dyspepsies, il faudra leur réserver une place parmi les causes capables d'engendrer la
dilatation.

Il est certain que toutes les fois que l'estomac ne digérera
pas bien, que les liquides qu'il sécrète seront de qualité inférieure ou en quantité insuffisante, les ingesta séjourneront
beaucoup plus longtemps dans la cavité de l'organe, que cette
surcharge anormale finira par épuiser. Bien plus, ce contenu
se trouvant dans des conditions de chaleur et d'humidité
convenables, finira par entrer en .fermentation et même en
putréfaction; des gaz prendront naissance et, par suite de
leur expansion, deviendront une cause nouvelle et puissante
d'ectasie.

Passer en revue toutes les espèces de dyspepsies créées
par les pathologistes, serait étude fastidieuse n'éclairant pas
davantage la pathogénie de la dilatation stomacale. Nous
croyons cependant pouvoir avancer que la dyspepsie dite des
liquides est, plus que toute autre, propre à la produire. Chomel[1], qui a mis cette forme en relief, en donne une description telle qu'on pourrait y voir déjà une dilatation assez avancée, bien qu'il ne prononce pas le mot. « La présence d'un
liquide dans l'estomac chez un sujet qui vient de boire et de
manger, est chose qui paraît toute naturelle, et le clapotage
perçu dans ces conditions semblerait devoir être normal et
même constant; cependant, il n'en est rien. En effet, ni les
mouvements imprimés au torse, ni la pression rapide de la
main sur le flanc gauche, ne déterminent ce phénomène chez
l'homme en santé, même après le repas, tandis que, dans
certaines conditions morbides, il est reproduit constamment
lorsqu'on le cherche et qu'on le provoque plusieurs heures
après le dernier repas, et même quand l'heure du repas suivant est arrivée. D'où il est naturel de conclure que les liqui-

1. CHOMEL, *Des Dyspepsies*. Paris, 1857 ; in-8°, p. 102 et suiv.

des ingérés n'ont été ni absorbés, ni poussés en totalité dans les intestins, qu'une quantité notable reste constamment dans l'estomac qui semble être devenu inhabile à les digérer convenablement. » Le Dr Audhoui[1], dans une brochure récente, a porté le même jugement que nous : « La dyspepsie des liquides de Chomel, dans sa variété stomacale, n'est pas autre que la dilatation de l'estomac. » Leven a émis une semblable opinion[2].

CATARRHE CHRONIQUE.

Le catarrhe chronique est une des causes les plus certaines de l'ampliation, et c'est sous se titre que devraient être rangées nombre de dyspepsies. Oppolzer, Hirsch, Bartels, Ziemssen, Leven et nombre d'autres auteurs en reconnaissent l'importance au point de vue étiologique. Pour notre part, nous tenons pour certain qu'il peut se présenter comme cause unique de l'ectasie. Ses lésions, nous les avons rencontrées dans tous les organes amplifiés que nous avons soumis à l'analyse microscopique ; nous exposerons ailleurs, avec détail, le résultat de nos recherches sur ce point. Mais, dès à présent, il nous est permis d'avancer que l'inflammation catarrhale chronique, en même temps qu'elle se traduit par des troubles de sécrétion qui entravent le travail digestif chimique, retentit médiatement sur la contractilité du muscle.

Ce que nous venons de dire du catarrhe, nous pouvons l'attribuer à l'ulcère qui peut le compliquer.

INFILTRATION CANCÉREUSE.

L'infiltration cancéreuse en nappe, ainsi que l'a dit Rilliet (*loc. cit.*), alors même qu'elle n'intéresse pas l'orifice de sor-

1. *Traité du nettoiement des voies digestives,* etc. Paris, 1881, p. 181.
2. Leven, *Société de biologie,* séance du 5 mai 1877.

tie, produit parfois la dilatation en gênant, par la rigidité qu'elle apporte, le jeu normal du muscle; la péristaltique ne suffit plus pour amener les aliments jusque dans l'intestin, de là, arrêt et stagnation des *ingesta* dans la cavité.

Nous demeurons convaincu que si les altérations diverses de la muqueuse peuvent se compliquer d'ectasie, c'est toujours par influence directe ou indirecte sur la contractilité du muscle; mais celui-ci peut être atteint primitivement, soit dans sa structure intime, soit dans l'appareil nerveux qui préside à ses fonctions, et le résultat final n'en est pas moins le même.

DESTRUCTION DES FIBRES MUSCULAIRES DE L'ESTOMAC.

Une destruction même partielle des fibres, ainsi que Duplay (*loc. cit.*) l'avance, peut engendrer le relâchement total. En effet, l'harmonie qui préside à la contraction d'un si grand nombre de fibres à directions multiples sera rompue si quelque lacune vient à se produire dans une partie quelconque de ce système. La contraction deviendra désordonnée et ne suffira pas à vider l'organe dans le temps voulu, d'où surcharge et dilatation.

Bien plus assurée encore sera cette complication si la tunique contractile s'atrophie, comme l'ont vu Duplay et Andral. Cependant, nous avons hâte de dire qu'il n'a jamais été prouvé que l'atrophie du muscle se soit montrée comme phénomène primordial et, pour notre part, nous ne l'avons jamais constatée.

Parmi les altérations dans la structure intime de la musculeuse, on peut encore ranger la stéatose décrite par Luton (*loc. cit.*); ce cas est assurément beaucoup plus rare encore que celui qui précède.

ASTHÉNIE ET PARALYSIE MUSCULAIRE.

Mais, en l'absence de changement palpable dans l'aspect de l'élément contractile, nombre d'auteurs, s'appuyant plutôt sur des vues théoriques que sur des faits, ont admis l'asthénie primitive du muscle. Petrequin, Grisolle, Ziemssen, Dujardin-Beaumetz, etc., se sont faits défenseurs de cette opinion. Il n'y avait qu'un pas à faire pour arriver à la paralysie primitive, aussi Duplay, Luton, Valleix, Damaschino, etc., ne manquèrent-ils pas de l'invoquer; Riolan et Van Swieten avaient déjà parlé en ce sens. Ici encore, tout n'est qu'hypothèse, attendu qu'il n'existe aucune preuve de cette paralysie primitive. Si l'estomac est dilaté, cela n'implique pas nécessairement que son muscle se soit paralysé de prime abord; s'il en était ainsi, on devrait trouver dans la fibre elle-même des changements en rapport avec cette paralysie, dégénérescence ou atrophie, ainsi que cela se voit pour les muscles qui ne sont plus soumis à l'influx nerveux.

Lieutaud était même allé plus loin en invoquant, non-seulement la paralysie myopathique, mais aussi celle de la sensibilité.

Toutefois, si le manque d'altération organique bien constatée dans le muscle dit paralysé nous engage à rejeter la paralysie complète primitive, il n'en sera pas de même pour la parésie. La fibre musculaire peut avoir perdu une partie de son pouvoir contractile, tout en conservant son apparence normale, car si le muscle dans son entier ne peut plus suffire à sa tâche, ses fibres n'en continuent pas moins à se contracter dans la mesure de leurs forces. Peut-être alors pourrait-on avoir recours à une insuffisance nutritive de la partie contractile du système, qui aurait facilité son relâchement sous une influence même légère?

En faisant toutes nos réserves au sujet de la paralysie primitive, nous voyons dans l'atonie de l'appareil moteur de l'estomac une des causes les plus certaines, même indispensables à la production de l'ectasie. Nous en exceptons toutefois les cas dans lesquels on se trouve en présence d'un muscle augmenté d'épaisseur. Notre manière de voir à ce sujet sera exposée quand nous ferons l'étude microscopique des pièces pathologiques que nous avons pu recueillir. (Page 128.)

Les convulsions hystériques, dont parle Vasalva (*loc. cit.*), sont encore une de ces causes qui demeurent à l'état d'hypothèse.

VOMISSEMENTS RÉPÉTÉS.

Quant aux vomissements répétés observés par Viridet et avant lui encore par Bonet, nous leur reconnaissons une influence certaine au point de vue de la genèse de l'ampliation. C'est ainsi que M. le professeur Bernheim nous a dit avoir observé des estomacs dilatés et clapotants chez des femmes enceintes et ayant des vomissements. Les contractions pathologiques que cet acte nécessite produisent le même effet que les mouvements physiologiques constamment sollicités, c'est-à-dire le relâchement musculaire consécutif à un exercice longtemps soutenu.

A part ces causes localisées dans l'organe de la digestion, il en est d'autres qui, bien que ayant leur siége dans un autre organe plus ou moins éloigné, déterminent du côté de l'estomac des accidents de dyspepsie, puis la dilatation.

AFFECTIONS DU FOIE.

Tout le monde connaît le retentissement qu'exercent les maladies du foie sur l'estomac. Cornillon (de Vichy)[1] dit qu'avant tout il faut rechercher si la dyspepsie ne tient pas à une

---

1. *Rapports des dyspepsies avec les maladies constitutionnelles* (**Prog. méd.**, ann. 1878).

affection de l'organe bilopoïétique. Si l'on songe aux connexions vasculaires intimes qui unissent ces deux organes, on conçoit que les troubles circulatoires secondaires de l'estomac pourront amener la dyspepsie avec ses conséquences. Nous avons à notre connaissance deux exemples de maladies du foie s'étant compliquées d'ampliation stomacale.

OBSERVATION VI [1].

Carcinome du foie et de la vésicule biliaire; ictère. — Dilatation stomacale. — Mort; autopsie.

Pariset, Jean, âgé de 73 ans, maçon, fait remonter sa maladie à trois mois et demi. Huit jours après la mort de sa femme, une voisine lui fit la remarque qu'il avait le teint jaune; mais, ne souffrant que de démangeaisons dans tout le corps, il continua son travail. Cependant il maigrissait et devenait faible, ce qui le força à abandonner ses occupations, il y a 15 jours.

L'ictère s'est rapidement généralisé, les urines ont pris une teinte brun-foncé et les selles sont devenues blanches. Jamais il n'a eu de coliques hépatiques ou de douleurs dans l'hypochondre droit.

L'appétit s'est conservé, les digestions ont toujours été faciles. Les garde-robes sont demeurées régulières, sauf quelques atteintes rares de diarrhée passagère.

Le malade entre, le 27 août 1881, au lit n° 4 *bis* de la salle Saint-Joseph, service de M. le professeur Bernheim.

La température axillaire est à 37°, la respiration à 18 par minute, le pouls à 52, lent et très-ample.

La langue est humide, l'appétit conservé, les digestions normales; le ventre est légèrement augmenté de volume, d'une façon uniforme. La matité hépatique commence au 8ᵉ espace intercostal et se prolonge au-dessous du rebord des côtes: sur la ligne médiane, jusqu'à quatre travers de doigt au-dessus de l'ombilic; mais, en dehors et à droite, cette matité descend jusqu'à trois

---

1. Observation communiquée par M. le professeur Bernheim et recueillie par M. Ganzinotty, aide de clinique.

travers de doigt au-dessous du niveau du nombril ; transversalement, cette matité occupe le flanc droit jusqu'à 3 centimètres environ de la ligne médiane. La palpation permet de reconnaître à ce niveau une tumeur indolore, à surface lisse, montant et descendant suivant le rhythme respiratoire ; on peut la suivre jusque sous le rebord costal.

Les autres organes sont sains, sauf le poumon qui présente un peu de congestion vers les bases.

La peau est sèche, d'une couleur brun-foncé sur les parties exposées à l'air ; les conjonctives fortement ictériques. Aucune trace d'éruption ; démangeaisons moins vives qu'auparavant.

On porte le diagnostic de tumeur de la vésicule biliaire avec oblitération du canal cholédoque, probablement par un calcul. Dans la suite, on pense à une néoformation cancéreuse causant la rétention.

Pendant toute la durée du séjour du malade, la tumeur vésiculaire a gardé les mêmes proportions, mais il s'y est produit des nodosités ; l'ictère est demeuré stationnaire, le pouls lent et les selles décolorées.

Durant les mois d'août, septembre, octobre et commencement de novembre, les digestions ne laissaient rien à désirer. Mais, le 10 de ce dernier mois, le patient a de l'inappétence, du hoquet, des renvois et enfin des vomissements. Rien n'est changé du côté du foie, sauf que la vésicule est un peu sensible à la pression.

L'estomac est dilaté. On pratique le cathétérisme qui ramène un litre de liquide marc de café, les vomissements en ayant déjà évacué une quantité à peu près égale. Lavage.

Malgré cela, le malade continue de vomir et le lendemain on constate que l'estomac descend jusqu'à trois travers de doigt au-dessous du nombril. On retire encore 1,200 centimètres cubes de liquide brun contenant des globules sanguins en quantité, des globules de graisse libre, de nombreuses sarcines et des bactéries.

Le 12 novembre, l'organe est encore rempli, bien que le patient ait rendu plus d'un litre de liquide sanguinolent dans les 24 heures.

Le jour suivant, P... est très-affaissé ; il se plaint de douleurs très-vives à l'épigastre et dans l'hypochondre droit. Le pouls est à 80, petit, dépressible. Les vomissements marc de café ont continué, mais l'estomac, dont l'ampliation est très-grande, est encore rempli ; 1,380 centimètres cubes en sont extraits.

L'affaiblissement s'accentue dans la journée et le malade s'éteint vers le soir.

A l'ouverture du cadavre, on trouve le foie dépassant de deux travers de doigt le rebord costal ; la vésicule, énormément dilatée en forme de poire et adhérente en partie à l'épiploon, fait au-dessous du foie une saillie de 5 $\frac{1}{2}$ centimètres.

L'estomac est augmenté de volume ; sa partie la plus déclive atteint la ligne passant par les épines iliaques. Le cardia est au niveau du cartilage de conjugaison entre la 6e et la 7e vertèbre dorsale, le pylore répond à celui entre la 1re et la 2e vertèbre lombaire. Il est libre d'adhérences et de toute compression dans sa portion pylorique. Depuis le cardia jusqu'à la partie déclive, il mesure 25 centimètres et du fond au pylore 12 centimètres. Dans le point où il se recourbe, il mesure en largeur 11 centimètres ; la grande courbure a 62 centimètres et la petite 22 centimètres. La muqueuse est mamelonnée et semble épaissie par suite d'emphysème sous-muqueux. Elle ne présente pas trace d'ulcération, mais offre une teinte noire générale avec suggillations hémorrhagiques vers les parties déclives. La paroi ne mesure que 3 millimètres d'épaisseur ; le pylore est absolument sain et largement perméable.

Quant aux lésions du foie, elles consistent en noyaux cancéreux disséminés dans le parenchyme, induration du col de la vésicule, oblitération des canaux cystique et cholédoque que l'on ne peut plus retrouver au milieu d'une masse ganglionnaire carcinomateuse.

Outre cela, rien de particulier, sauf.quelques granulations disséminées dans les sommets des poumons emphysémateux.

L'ampliation stomacale se rattachait évidemment aux troubles que la néoformation cancéreuse avait amenés dans le fonctionnement du foie ; dans le fait suivant, elle s'est produite chez une femme atteinte de lithiase biliaire.

OBSERVATION VII [1].

*Hypertrophie du foie avec cholélithiase probable; ampliation
de l'estomac.*

Simon, Virginie, âgée de 40 ans, éprouve souvent, depuis une
vingtaine d'années, une douleur dans l'hypochondre droit. Outre
cela, elle n'a jamais été arrêtée dans son travail que pour ses
couches qui s'élèvent au nombre de 7.

Elle se dit malade depuis le 28 octobre 1881. L'affection a
débuté par des douleurs vives dans l'hypochondre avec irradiations multiples ; elles ont duré pendant trois mois avec une acuité
telle que le sommeil était le plus souvent impossible. Continues,
ces souffrances s'exagéraient encore à l'approche des périodes
menstruelles ; depuis trois semaines, cependant, leur intensité
est beaucoup moindre, et même, depuis quelques jours, elles ont
disparu sans que la malade ait suivi aucun traitement.

Depuis quatre mois, l'appétit est perdu sans avoir de dégoût
pour les aliments ; il n'y a jamais eu de vomissements. Chaque
semaine, pendant un ou deux jours, la patiente est prise de crampes d'estomac si intenses qu'elle est obligée de se tenir courbée.
Depuis trois semaines, ce sont des renvois répétés avant et après
le repas, quoiqu'elle digère cependant bien le peu de nourriture
qu'elle prend. A la même époque remonte l'apparition de l'ictère
qui s'est aussi accompagné de démangeaisons.

Depuis le commencement de la maladie, les garde-robes sont
rares, difficiles, et doivent être sollicitées par des lavements
répétés.

S. V... entre le 4 février 1882, salle Sainte-Anne, n° 11, service
de M. le professeur Bernheim.

L'anémie est assez prononcée, le teint jaune, les sclérotiques
verdâtres. Les urines, de couleur acajou, donnent les réactions de
la bile.

Le foie, augmenté de volume, s'étend du 5e espace intercostal
jusqu'à un travers de doigt de l'ombilic. Le flanc droit et l'épigastre dans toute son étendue sont sensibles à la pression.

L'estomac clapote jusqu'au niveau du nombril.

1. Observation communiquée par M. le professeur Bernheim et recueillie
par M. P. Parisot, interne du service.

Respiration soufflée, avec submatité dans les sommets des poumons ; cependant l'apyrexie est complète, le pouls à 80. Les fèces sont argileuses.

On pose le diagnostic d'hypertrophie du foie avec cholélithiase probable ; dilatation simple de l'estomac jusqu'à l'ombilic.

L'ictère disparaît progressivement, les urines redeviennent normales, les matières fécales reprennent leur coloration, mais la constipation persiste ; le volume du foie demeure stationnaire. La sensibilité épigastrique cesse ainsi que les crampes, l'appétit renaît.

La malade passe à la salle des convalescents le 28 février ; elle mange comme avant sa maladie, mais son estomac demeure toujours étendu jusqu'à l'ombilic. Elle quitte l'hôpital le 4 mars.

AFFECTIONS CARDIAQUES.

Si les affections du foie peuvent s'accompagner d'ectasie stomacale, les troubles de l'organe central de la circulation retentissent également sur le viscère abdominal et amènent aussi son ampliation, ainsi que le démontre l'observation suivante.

OBSERVATION VIII[1].

Insuffisance aortique ; hypertrophie du cœur. — Dilatation de l'estomac.

Un journalier de 55 ans entre, le 3 décembre 1880, salle Saint-Roch, service de M. le professeur Bernheim, pour une insuffisance aortique avec hypertrophie du cœur et œdème des extrémités. Il a une dyspnée très-violente.

L'attention se porte vers les organes circulatoires et l'examen de l'estomac est négligé, le patient n'attirant point l'attention vers lui.

Le 2 janvier 1881, il succombe à la septicémie aiguë suite de

---

1. Observation recueillie par M. Ganzirotty, aide de clinique.

mouchetures faites aux jambes dans le but de diminuer l'abondance de l'infiltration.

L'autopsie, faite 24 heures après la mort, confirme le diagnostic
et montre une insuffisance des valvules aortiques par suite d'in-
crustation calcaire.

Il existe en outre dans le poumon quelques tubercules et des
infarctus disséminés.

L'estomac, volumineux, atteint l'ombilic par sa grande courbure, qui descend à 15 centimètres au-dessous de la pointe du
sternum. Le niveau du pylore est inférieur de 4 centimètres à
celui du cardia. Mesurées sur place, les courbures ont respectivement 19 centimètres et 65 centimètres. L'organe contient
environ trois quarts de litre d'un liquide tenant en suspension des
débris alimentaires très-divisés, mais point de sarcines.

La paroi mesure en moyenne $0^m,0025$ d'épaisseur et $0^m,0045$
à l'anneau pylorique. La circonférence de cet orifice est de
$0^m,06$.

La muqueuse est recouverte d'une couche assez épaisse de
mucus visqueux et très-adhérent au-dessous duquel elle se
montre avec une teinte gris-rougeâtre ; cette membrane est fortement injectée, comme ecchymosée en certains points. Ajoutons
à cela que le microscope nous a montré dans l'épaisseur de la
muqueuse une stase très-évidente du sang dans les vaisseaux
périglandulaires et, de plus, des hémorrhagies interstitielles
surtout dans la sous-muqueuse.

Il est bien évident qu'il existait dans l'estomac, aussi bien
que dans le reste du corps, une gêne circulatoire qui s'est
traduite localement par une hyperémie veineuse ayant donné
lieu à la dilatation. Cependant on n'a remarqué pendant la
vie aucun symptôme témoignant d'une gêne quelconque dans
les fonctions du viscère, ce qui nous conduit à penser que,
dans le cas présent, l'atonie de la musculeuse a été la première en date, et qu'elle existait avant même que les lésions
de la muqueuse eussent eu le temps de se traduire par de
la dyspepsie. Quoi qu'il en soit, il est un fait indéniable, c'est
que l'ampliation est la résultante de l'affection cardiaque.

MALADIES GÉNÉRALES.

Les affections générales, diathésiques ou non, forment un groupe important, au point de vue de la genèse de la maladie dont nous faisons l'étude. Mais l'ectasie stomacale, dans ces conditions, est souvent méconnue, car elle n'occupe, la plupart du temps, qu'une place obscure dans le cortége symptomatique de ces maladies.

TUBERCULOSE.

La tuberculose, ainsi que Louis (*loc. cit.*) l'a démontré par une statistique des plus évidentes, a une influence toute particulière sur le développement morbide de l'estomac. Nous-même avons été frappé de l'ampleur qu'offrait cet organe chez presque tous les phthisiques. Si nous n'avons pas eu la bonne fortune de rencontrer de ces ampliations extrêmes décrites par le savant anatomo-pathologiste, nous avons pu du moins observer de nombreux cas dans lesquels l'ectasie était notable, que les sujets eussent présenté, de leur vivant, des symptômes de dyspepsie, ou ne se fussent jamais plaints de malaises dus au travail de digestion. Toutefois, le premier cas est presque toujours la règle.

OBSERVATION IX.

Une femme de 38 ans entre à l'hôpital Saint-Charles le 28 juin 1881, salle Sainte-Anne, n° 6, service de M. le professeur Bernheim. — Elle est atteinte d'infiltration tuberculeuse généralisée avec excavation au sommet gauche.

Cette malheureuse, exerçant la profession peu lucrative d'ouvrière en sacs, ne mangeait souvent que du pain avec du beurre; aussi souffre-t-elle de l'estomac depuis plusieurs années.

On produit le clapotement stomacal jusqu'à deux travers de

doigt au-dessous de l'ombilic, là où la percussion dénote la limite extrême de l'estomac.

Chez cette malade, il est vrai, on pourrait accuser l'hygiène alimentaire vicieuse d'avoir engendré la dyspepsie, et cette dernière la dilatation. Elle était soumise, en effet, à une des causes que Leven[1] a prouvé être une des plus certaines de la congestion morbide de l'estomac, c'est-à-dire l'usage fréquent de la graisse. Mais aussi, elle présentait depuis longtemps l'indice certain d'une tuberculose pulmonaire à évolution lente.

Mais l'observation suivante ne doit laisser aucun doute à cet égard.

OBSERVATION X.

Tuberculose pulmonaire et laryngée ; dilatation de l'estomac. — Mort ; autopsie.

C'est un homme de 39 ans, entré le 1er février 1881, service de M. Bernheim, avec une induration des sommets compliquée de tuberculose laryngée.

Dans le courant de mai, alors qu'il avait parfaitement digéré jusque-là, il commence à se plaindre de nausées avec malaises épigastriques après chaque repas. L'épigastre est soulevé, rénitent, mais ne laisse produire aucun bruit de glouglou à la succussion. Le bruit tympanique stomacal s'étend jusqu'à l'ombilic, au-dessous duquel existe une légère couche d'ascite.

Par le syphonnement, on retire un peu de liquide grisâtre, fétide, et en même temps il s'échappe une grande quantité de gaz infects. Le lavage produit un soulagement énorme ; ce résultat semble dû surtout à la diminution dans la tension de l'organe par les gaz qui y étaient accumulés.

Les urines sont rares, rouges et denses ; il existe de la constipation.

---

1. *Traité des maladies de l'estomac*, page 80.

L'amélioration obtenue n'est que passagère, car, deux jours après, le ballonnement est de nouveau réapparu et avec lui une sensation accablante de plénitude après les repas.

Le 4 juin, les douleurs sont devenues si intolérables que le malade réclame la lixiviation de son estomac qui lui a si bien réussi la première fois. Même succès quant à l'amendement des douleurs.

Mais l'affection pulmonaire fait des progrès et la fièvre hectique mine rapidement ce malheureux.

L'ouverture du corps est faite le 23 juin. De nombreuses cavernules se rencontrent au sommet des poumons tuberculisés; le foie est cirrhotique.

L'estomac, gonflé par les gaz, atteint le niveau de l'ombilic par sa grande courbure. Les deux orifices ont une distance verticale de $0^m,06$; la grande courbure mesure $0^m,46$ et la petite $0^m,14$. Étendu sur la table et privé de ses gaz, l'organe ne revient pas sur lui-même. Les parois ont une épaisseur normale; la muqueuse est ramollie, noirâtre, en grande partie altérée par la putréfaction. Le pylore est largement perméable.

Chez le malade dont nous venons d'esquisser l'histoire, ie fait le plus important à signaler, c'est l'apparition tardive des accidents de dyspepsie qui n'ont précédé la mort que de deux mois. Après que les tubercules eurent exercé leurs ravages sur la plus grande étendue de l'arbre aérien, est seulement apparue la dilatation. Le symptôme le plus marquant et le plus pénible a été la formation abondante de gaz, phénomène qui semble avoir joué un rôle prépondérant dans la production de l'ectasie.

Ce n'est pas seulement dans la tuberculose à marche chronique, mais aussi, et peut-être plus fréquemment encore, dans la forme aiguë de l'affection, ainsi que nous allons le faire voir.

OBSERVATION XI.

Boldaraki, 35 ans, manœuvre, entré au service de M. le professeur Bernheim le 26 décembre 1880, pour une tuberculose à évolution rapide, succombe le 29 janvier 1881.

Pendant son séjour à l'hôpital, il lui fut habituel de rendre ses aliments.

A l'autopsie, on rencontre une infiltration tuberculeuse généralisée avec cavernes aux sommets.

L'estomac descend jusqu'à l'ombilic et contient un quart de litre de liquide acide et grisâtre.

Chez un autre tuberculeux encore, dont la maladie s'est déroulée avec un cortége fébrile, nous fûmes témoin de désordres gastriques coïncidant avec une ampliation.

OBSERVATION XII.

Wimy, Casimir, 42 ans, entre dans le courant d'août 1880 à l'hôpital Saint-Charles, avec une poussée tuberculeuse franchement fébrile.

Au mois de novembre apparaissent les premiers vomissements; ils sont alimentaires et muqueux, très-abondants et fréquemment renouvelés. Les quintes de toux sont étrangères à leur production.

Une diarrhée profuse et persistante amène rapidement la cachexie finale.

L'examen nécroscopique a lieu le 10 février 1881. L'estomac, caché en grande partie sous un foie volumineux, descend jusqu'à proximité du nombril; il est absolument vide et les orifices normaux ont la situation qui leur est ordinaire.

Les courbures ont $0^m,18$ et $0^m,53$. La muqueuse est revêtue d'un dépôt de mucus; elle présente une arborisation veineuse très-forte, surtout vers la face postérieure. Elle semble normale comme consistance et comme épaisseur.

Les quelques exemples qui suivent viennent encore à l'appui du rôle étiologique de la tuberculose à l'égard de la dilatation stomacale.

OBSERVATION XIII.

Une jeune femme de 18 ans fut admise, comme tuberculeuse, au service de M. le professeur Bernheim, le 29 mars 1881. Elle avait de la fièvre et portait des cavernes au sommet de ses poumons.

Du côté des organes digestifs, on note des vomissements et une anorexie persistante qui s'exagéra au point que, dans les derniers jours, la patiente ne se soutenait plus que par un peu de lait. Dès lors, la faiblesse devint extrême et la patiente succomba aux progrès de l'affection le 19 juin.

L'estomac fut trouvé recouvrant le paquet intestinal jusqu'à deux travers de doigt au-dessous de l'ombilic ; le bord supérieur mesurait 0^m,18 et le bord colique en avait 0^m,52. Une arborisation veineuse intense se voyait sur toute la face antérieure de l'organe.

OBSERVATION XIV [1].

Matz, Caroline, 50 ans, entre le 11 avril 1882, salle Sainte-Anne, n° 2, service de M. le professeur Bernheim.

Cette femme tousse depuis un an, expectore depuis six mois.

Au début de sa maladie, elle eut de l'anorexie, des nausées, des renvois ; dans la suite, elle continua à souffrir d'épigastralgie, de régurgitations et eut quelques vomissements.

Trois jours après son entrée, elle succombe et à l'autopsie on trouve un épanchement pleural double avec infiltration tuberculeuse des deux poumons, cavernes et foyers en voie de ramollissement dans les sommets.

L'estomac mesure transversalement 0^m,505 et verticalement 0^m,10 ; la grande courbure a 0^m,53 et la petite 0^m,23.

L'organe peut contenir 3,005 centimètres cube d'eau sans être distendu à l'excès ; ses courbures acquièrent ainsi respectivement 0^m,72 et 0^m,25.

1. Observation recueillie par M. P. Parisot, interne du service.

La muqueuse est enduite d'un dépôt de mucus difficile à détacher ; elle présente quelques suggillations cadavériques. L'épaisseur totale de la paroi est de 0^m,002 aux environs du pylore et 0^m,0015 à la partie moyenne.

OBSERVATION XV [1].

Marie Grandjean, 61 ans, colporteuse de journaux, a eu 15 enfants dont 13 ont été allaités par elle.

L'affection pour laquelle elle entre à l'hôpital, salle Sainte-Anne, n° 6, service de M. le professeur Bernheim, a commencé, l'an dernier, par une douleur vésicante à la partie supérieure de l'aisselle gauche. Il y aurait trois mois seulement qu'a débuté la toux, et un moins après l'expectoration.

L'affaiblissement rapide et l'amaigrissement l'empêchèrent de courir la ville pour faire ses distributions. Dans ces trois dernières semaines, l'appétit a décliné, mais les digestions sont demeurées bonnes.

La malade boit beaucoup, car elle a une sécheresse continue de la bouche depuis six mois.

A la visite du 5 mars 1882, on lui trouve de l'induration au sommet des deux poumons avec excavations à gauche.

L'estomac descend au-dessous du nombril.

Les jours suivants, elle se plaint de tiraillements d'estomac et, le 8, elle accuse des douleurs dans la région sous-ombilicale et hypochondriaque droite avec sensation d'un trou (*sic*) existant au-dessous de l'appendice xiphoïde. Elle a des renvois après chaque repas, mais aucun vomissement.

Le clapotement stomacal s'étend à trois travers de doigt au-dessous de l'ombilic. On procède à la lixiviation.

Le lendemain, bien que la patiente se trouve mieux, on produit encore le clapotement.

Les jours suivants, on reconnaît encore la même ampleur de l'estomac avec digestions laborieuses.

La tuberculose évolue rapidement et la mort survient le 24 mars.

A l'ouverture du cadavre, on trouve une grande excavation

1. Observation communiquée par M. P. Parisot, interne des hôpitaux.

anfractueuse au sommet du poumon gauche et une infiltration généralisée des deux organes.

Le cardia est au niveau de la 6e côte et répond au cartilage intervertébral qui unit la 11e et la 12e dorsale, et le pylore entre la 2e et la 3e lombaire. Le point le plus déclive du fond de l'estomac est à trois travers de doigt au-dessous de l'ombilic, à $0^m,13$ au-dessus du pubis, la distance de celui-ci à la base du sternum étant de $0^m,40$.

Point de liquide dans la cavité, dont la contenance est de 1,830 centimètres cubes. Ainsi rempli d'eau, le viscère mesure $0^m,54$ le long de sa grande courbure, $0^m,18$ le long de la petite et sa circonférence, prise en son milieu, est de $0^m,35$. Vide, il a encore respectivement $0^m,49$ et $0^m,17$ pour ses courbures.

Ouvert et étalé sur la table, on y remarque encore du mucus visqueux adhérent à la muqueuse qui, cependant, n'offre aucune altération apparente. Les parois ont une épaisseur moyenne de $0^m,002$.

OBSERVATION XVI [1].

Durand, Charles, peintre en bâtiments, âgé de 23 ans, est au service de M. le professeur Bernheim, salle Saint-Joseph, n° 4 *bis*, depuis le 28 janvier 1882.

Ce sujet se dit malade depuis cinq ans ; il a été réformé pour la poitrine le 7 juin 1880. Sa mère est morte phthisique.

Il porte une caverne au sommet gauche avec induration très-étendue des deux côtés.

Depuis quelques jours, il a des éructations et des nausées. Deux semaines plus tard, apparaissent des régurgitations glaireuses et parfois des vomissements par suite de la violence des quintes de toux. Il n'a pas de crampes stomacales, mais un sentiment continu de pesanteur. Le clapotement est facile à produire. Diarrhée. Appétit médiocre.

L'affection a une marche rapide avec élévation notable de la température ; l'affaissement des forces est rapide et la mort arrive dans les premiers jours d'avril.

---

1. Observation de M. le professeur Bernheim, communiquée par M. le Dr Ganzinotty, chef de clinique.

L'ouverture du cadavre laisse voir des lésions avancées dans le poumon.

L'estomac a sa situation ordinaire, mais descend jusqu'à l'ombilic. La grande courbure atteint 0^m,65, la petite 0^m,21. La circonférence prise en la partie moyenne de l'organe est de 0^m,44. Il peut contenir 3,500 centimètres cubes d'eau.

La muqueuse est arborisée et ecchymosée au niveau de la petite courbure ; le pylore est absolument libre.

OBSERVATION XVII [1].

Ganaye, Héloïse, 30 ans, a eu sept enfants ; la dernière grossesse, gémellaire, s'est terminée normalement il y a deux mois.

Cette femme ne tousse que depuis un an ; déjà ses poumons sont farcis de tubercules et une caverne est formée au sommet gauche. La maladie a une marche aiguë : du jour de l'entrée, 23 mars 1882, à celui de la mort, 8 avril, la température est demeurée fort élevée le soir.

L'appétit est perdu depuis cinq mois, mais il n'y a point de vomissements. Tendance à la constipation. Pas d'autres troubles digestifs.

On remarque l'effacement du creux épigastrique ; la sonorité stomacale descend à deux travers de doigt au-dessous de l'ombilic.

A l'autopsie, on voit un estomac dilaté et mesurant 0^m,39 de circonférence, 0^m,13 en hauteur et 0^m,23 transversalement. La grande courbure a 0^m,49 et la petite 0^m,19. On essaie de le remplir d'eau, mais, quand on en a introduit 1,500 centimètres cubes, il se déchire à cause d'une éraillure profonde produite dans la musculeuse, pendant la section de la paroi abdominale.

Ecchymoses et injection du grand cul-de-sac et de la petite courbure ; mucus adhérent ; pas d'ulcérations ni de rétrécissement au pylore.

De tous les sujets dont nous venons de tracer à grands traits l'histoire clinique, il n'en est aucun qui n'eût présenté,

---

1. Observations de M. le professeur Bernheim, communiquées par M. le Dr Ganzinotty, chef de clinique.

sa vie durant, des symptômes plus ou moins pénibles capables d'attirer l'attention vers le tube digestif; mais, comme nous l'avons déjà annoncé, il n'en est point toujours de même, et alors, l'ampliation demeurée latente, ne peut être attribuée à la dyspepsie.

Les deux faits qui suivent en fournissent la preuve.

OBSERVATION XVIII.

Tuberculose pulmonaire ; dilatation de l'estomac ; intégrité des fonctions digestives. — Mort; autopsie.

Une femme de 42 ans, tuberculeuse à la troisième période n'ayant jamais accusé ou présenté le moindre trouble dyspeptique, ayant, au contraire, un appétit et une tolérance pour les aliments que l'on n'a pas habitude de rencontrer chez ces sortes de malades, mourut presque subitement, le 11 février 1881, au service de M. le professeur Bernheim.

On découvrit un estomac dont le fond descendait au-dessous du nombril, tandis que le cardia se trouvait à hauteur du cartilage de conjugaison entre la 11e et la 12e vertèbre dorsale et que le pylore répondait à celui qui sépare la 2ᵉ de la 3ᵉ lombaire. La mensuration des deux bords de l'organe donne respectivement $0^m,16$ et $0^m,45$. Des gaz distendaient médiocrement la cavité ; mais, avec eux, on y trouva la valeur d'une verrée de liquide mêlé de débris alimentaires consistant presque exclusivement en salade.

Cette observation est digne de remarque, d'abord parce que l'ampliation ne s'est aucunement révélée pendant la vie. Mais le point le plus important et qui prouve que l'organe n'était pas malade, c'est la constitution du résidu trouvé après la mort. Nous nous sommes renseigné auprès de la sœur du service sur la composition du dernier repas fait par la malade : il avait consisté en potage, une portion de viande, salade, pain et un verre de vin. Or, de tout cela que restait-il après 4 heures ? Rien que les substances les plus réfractaires à la digestion. L'estomac d'une personne en pleine santé n'eût pas mieux fait. Cette particularité remarquable nous permet d'affirmer hautement que la dilatation existait sans dyspepsie et que, par conséquent, elle résultait en propre de l'affaiblissement général inhérent à la diathèse.

Voici encore un autre cas dans lequel l'estomac n'a jamais été en cause pendant toute la durée de la maladie, et cependant ce viscère fut trouvé agrandi.

OBSERVATION XIX.

Tuberculose pulmonaire ; dilatation simple de l'estomac sans symptômes fonctionnels. — Mort ; autopsie.

Pierron, Joseph, âgé de 30 ans, travaillait à la campagne. Il ne fut pris de toux qu'en janvier 1881 et ne commença à cracher que dans le courant d'avril.

Entré le 11 octobre à la salle Saint-Roch, service de M. le professeur Bernheim, on constata chez ce malade une tuberculose pulmonaire à évolution rapide.

L'estomac a fonctionné régulièrement jusqu'à la mort et l'appétit est demeuré bon ; il n'y a jamais eu de vomissements.

A l'autopsie, faite le 2 février 1882, on trouve les poumons infiltrés de tubercules et creusés de cavernes dans les lobes supérieurs.

L'estomac en place mesure $0^m,24$ transversalement et $0^m,10$ en hauteur et en son milieu ; il faut noter que le sujet est de petite taille.

L'organe a sa situation normale ; sa grande courbure atteint $0^m,42$ et la petite $0^m,15$.

Rempli d'eau, il pèse 2,400 grammes et 210 grammes seulement à l'état de vacuité, sa contenance est donc de 2,190 centimètres cubes.

La muqueuse est recouverte d'un enduit de mucus grisâtre ; elle est mamelonnée, un peu hyperémiée vers le pylore.

Des exemples aussi nombreux et aussi fréquents sont de nature à faire reconnaître à la tuberculose une influence sur la production de l'ampliation stomacale.

En raison même de cette fréquence, on peut considérer l'ectasie comme faisant partie des symptômes de la tuberculose. Depuis longtemps déjà, on a cherché à établir les rapports qui existent entre la dyspepsie et la phthisie. C'est ainsi que Beau regardait les troubles dyspeptiques comme déterminant l'explosion de la tuberculose; Benett, Bouchard, Beaumès, etc., partagent cet avis. Cornaillon, de Vichy (*loc. cit*), au contraire, est convaincu que cette maladie amène très-rarement l'apparition des tubercules, mais est plutôt sous la dépendance de la tuberculose encore latente. Pour Bourdon[1], les troubles gastriques marquent souvent le début de la phthisie, et précèdent d'un temps plus ou moins long les troubles des fonctions respiratoires. Hérard et Cornil l'étudient comme signe prodromique de la tuberculisation.

Ce que l'on a dit de la dyspepsie, peut-on le rapporter à l'ampliation? Ce dernier état peut-il faire soupçonner l'éclosion prochaine de la maladie tuberculeuse? Serait-il, en un mot, un signe prémonitoire d'une phthisie imminente?

Après avoir compulsé bien des observations à ce point de vue, nous n'avons trouvé que 3 exemples dans lesquels l'ampliation gastrique eût été antérieure à l'apparition des symptômes pulmonaires.

OBSERVATION XX.

Dyspepsie ancienne ; dilatation de l'estomac. — Tuberculose pulmonaire commençante.

Une femme de 35 ans est admise, en 1880, à l'hôpital Saint-Charles, service de M. le professeur Bernheim.

Elle accuse des troubles digestifs depuis nombre d'années; aigreurs, régurgitations, vomissements, etc. Elle a beaucoup

---

1. *Recherches cliniques sur quelques signes propres à caractériser le début de la phthisie pulmonaire.*

maigri, mais ne tousse ni ne crache. Apyrexie complète. L'auscultation ne révèle absolument rien au sommet des poumons.

On trouve un estomac amplifié et étendu jusqu'aux environs de l'ombilic ; le bruit hydro-aérique est manifeste.

Le traitement dirigé contre la dyspepsie semble agir efficacement, lorsque, au bout de 3 semaines, la patiente se plaint de douleurs vagues dans le thorax et de sueurs nocturnes. La température vespérale approche de 38°.

Une expiration soufflée s'est produite dans les sommets, surtout à droite, et on y entend quelques petits craquements secs.

Quelques jours après, une amélioration sensible s'étant manifestée du côté de l'estomac, la malade quitte le service.

Le fait suivant est peut-être plus intéressant encore, vu que la dyspepsie existait quatorze ans avant le début de la tuberculose pulmonaire.

OBSERVATION XXI[1].

Dyspepsie remontant à quatorze ans. — Amaigrissement depuis un mois, lié à l'évolution de tubercules pulmonaires récents. Ampliation gastrique ancienne.

Mme Ve L..., ouvrière en broderies, a atteint sa 59e année ; depuis neuf ans, elle a vu sa ménopause s'établir sans retentissement fâcheux pour sa santé. Elle a eu quatre couches, dont une suivie de métro-péritonite. La rémunération de son travail ne lui permet pas grands frais pour son alimentation.

Depuis quatorze ans, dit-elle, son estomac se montre fort difficile ; elle n'a jamais pris un seul repas avec plaisir.

Depuis une dizaine d'années, au milieu de chaque nuit, elle est prise, dans l'hypochondre droit, d'une douleur s'étendant à l'épigastre avec irradiations vers le dos ; bientôt elle se diffuse dans tout l'abdomen et finit par se résoudre après plusieurs vomissements alimentaires ou bilieux. Des coliques, accompagnées de

---

1. Observation prise au service de M. le professeur Bernheim et communiquée par M. Ganzinotty, aide de clinique.

borborygmes, complètent les souffrances de cette femme qui se recoqueville sur elle-même pour trouver quelque soulagement.

Neuf nuits sur dix, de pareilles crises reparaissaient, et souvent encore elles se répétaient dans la journée ; une débâcle intestinale en marquait quelquefois la fin. L'éther seul semblait avoir une action efficace contre les douleurs.

Chaque repas était suivi de pandiculations, de pyrosis, de régurgitations glaireuses, puis de nausées avec vomissements quelquefois spontanés, le plus souvent provoqués ; des crampes d'estomac et une douleur dorsale se prolongeaient pendant deux ou trois heures.

La nature des aliments qui, autrefois semblait indifférente à la malade, joue depuis un mois un rôle important ; tous les solides ont le triste privilége de solliciter les douleurs et de produire une sensation d'étouffement. L'estomac étant devenu éclectique, Mme L... a dû adopter presque exclusivement le régime du lait. C'est seulement alors qu'elle aurait pâli et maigri. Jamais il n'y a eu trace de sang dans les matières vomies ou les garde-robes.

Le 9 mai 1881, Mme L... entre à l'hôpital Saint-Charles, salle Sainte-Anne, n° 9.

C'est une femme de moyenne taille, assez maigre, au teint pâle, un peu cachectique. Sa langue est couverte d'un enduit saburral, son haleine est légèrement fétide.

Le ventre est gros, souple dans les parties déclives et le flanc droit, mais rénitent dans le reste de l'étendue, où l'on a la sensation d'une outre distendue. L'hypogastre et les hypochondres sont sensibles à la pression.

A la percussion, sonorité stomacale à partir de l'appendice xiphoïde et du 6ᵉ espace intercostal gauche sur la ligne parasternale, descendant jusqu'à quatre travers de doigt au-dessous de l'ombilic ; transversalement, cette sonorité s'étend depuis la crête iliaque gauche jusqu'à quatre travers de doigt à droite du nombril. La succussion produit un admirable bruit de flot.

Le foie ne dépasse pas le rebord costal. Le cœur bat normalement, mais laisse entendre un bruit de souffle anémique se propageant jusque dans les carotides.

Râles secs au sommet des deux poumons avec diminution de la sonorité.

Dans les quelques jours qui suivent l'admission, on note des vertiges, quelques frissons, des sueurs et une légère élévation thermométrique. Nausées fréquentes avec gêne épigastrique ; vomissements rares.

On ordonne : thé de bœuf, lait ; eau alcaline et liqueur de Hoffmann.

Le 22 mai, la patiente accuse une sensation de plénitude stomacale après le repas, des crampes et des renvois aigres. Elle se plaint en outre de courbature et de points douloureux à la base du thorax ainsi qu'à la base des deux aisselles.

L'auscultation confirme l'existence d'une induration des deux sommets.

Le lendemain, on découvre que les points sus et sous-orbitaires sont douloureux ; la température vespérale va croissant. .

Vers l'estomac, les symptômes n'ont pas changé ; on constate encore la présence de liquide. On extrait un liquide muqueux dans lequel nagent des grumeaux de lait coagulé, puis on lave l'organe à l'eau de Vichy.

Cette opération n'amène aucun soulagement, et dès le lendemain on peut reproduire le bruit de glouglou.

Les jours suivants, la malade se plaint de nausées, de régurgitations amères, d'éructations odorantes ; elle ne peut supporter que le bouillon. Les selles sont rares et dures.

Une légère amélioration se manifeste dans les premiers jours de juin ; mais, le 12 de ce mois, les aigreurs et les nausées devenant plus fréquentes, on lave à nouveau l'estomac. Il ne contient que peu de liquide mais beaucoup de gaz.

Le 25, Mme L... accuse des douleurs dans les bras et des fourmillements dans les mains.

L'estomac est sensiblement amélioré, bien qu'il garde les mêmes dimensions ; cependant les tubercules évoluent, malgré quoi la malade quitte l'hôpital.

M. le professeur Bernheim a observé, dans sa clientèle, un troisième cas de ce genre ; nous laissons la parole à notre honoré maître.

OBSERVATION XXII[1].

Anémie, névropathie liée à un état dyspeptique ancien ; dilatation simple de l'estomac ; intégrité absolue des poumons. — Évolution ultérieure de tubercules pulmonaires et pleuraux ; pleurésie tuberculeuse. — Mort.

Dans le courant de l'été dernier (1881), une jeune femme de 26 à 28 ans vint me consulter ; elle était anémique, névropathe et se plaignait depuis plusieurs années de dyspepsie, nausées, renvois, régurgitations, inappétence ; céphalalgie, points névralgiques, etc. Tous les traitements avaient échoué.

Je constatai que l'estomac était distendu, dépassant l'ombilic d'un travers de doigt et clapotant.

L'examen du thorax, fait avec le plus grand soin, ne révéla aucun symptôme anormal.

Je lui prescrivis un régime alimentaire convenable (lait, œufs, viande sans graisse, eau de Vichy) et lui recommandai de revenir au bout de quinze jours, s'il y avait pas de mieux, pour se soumettre au lavage stomacal.

La malade revint au bout de plusieurs semaines, non améliorée, malgré le régime. Je lui proposai le lavage de l'estomac qu'elle n'accepta qu'avec répugnance, étant fort pusillanime.

Le lendemain, je lui lavai l'estomac avec de l'eau de Vichy ; mais elle n'eut pas le courage de se soumettre à des lavages ultérieurs et me pria de ne pas revenir le surlendemain, comme j'avais désiré le faire.

Quatre ou cinq mois plus tard, j'appris qu'un confrère avait été appelé à lui donner des soins pour une tuberculose aiguë avec épanchement pleurétique qui l'enleva rapidement.

L'histoire des trois précédents malades ne laisse aucun doute sur la préexistence de l'ectasie stomacale à l'éclosion de la tuberculose pulmonaire dont on a pu surprendre l'évolution à ses débuts.

---

1. Observation communiquée par M. le professeur Bernheim.

DE L'AMPLIATION STOMACALE ENVISAGÉE COMME SIGNE PRÉMONITOIRE DE LA TUBERCULOSE.

Mais ici se pose la question de savoir si l'ampliation peut être regardée comme un signe précurseur, prémonitoire de la poussée tuberculeuse.

Il serait certainement téméraire de l'envisager comme telle si elle existait seule. Et même, le malade qui en est atteint eût-il maigri et perdu ses forces, ce ne serait point encore un motif suffisant, ainsi que l'on peut s'en rendre compte par l'observation XXXIX, dans laquelle on constate un état cachectique profond, rappelant celui de la tuberculose arrivée à la dernière période, en l'absence complète de tubercules. Et cependant l'extrême débilité du sujet constituait par elle-même un terrain bien favorable à l'évolution du néoplasme.

Il n'en serait probablement pas de même si le malade se trouvait en puissance de la diathèse. Aussi, toutes les fois que l'on trouvera réunis, chez un sujet lymphatique présentant l'habitus extérieur propre aux tuberculeux, les points douloureux ou ces névralgies que M. le professeur Bernheim a fait connaître dans le travail inaugural d'un de ses élèves, le Dr Lorber [1], des sueurs nocturnes, etc., et que de plus on trouvera une dilatation stomacale, on sera en droit, même en l'absence de tout symptôme pulmonaire, de redouter l'apparition du tubercule et d'en prévenir sans retard le développement.

Un homme de 40 ans s'étant présenté à la consultation de l'hôpital, n'offrant cependant aucun indice de tubercules pulmonaires, mais amaigri et faible, accusant en outre des sueurs nocturnes, des points douloureux à la base du thorax, nous a paru être un de ces sujets chez lesquels la

---

1. *Des Névralgies et des points douloureux dans la tuberculose*. Thèse de Nancy, 1879, n° 90.

coïncidence d'une dilatation de l'estomac doit donner l'éveil ; c'est à ce titre que nous consignons ici son histoire.

OBSERVATION XXIII [1].

Dyspepsie datant de huit mois ; dilatation de l'estomac. — Amaigrissement marqué ; sueurs nocturnes ; points douloureux thoraciques. — Soupçons de tuberculose.

Poirre, Alfred, a aujourd'hui 40 ans. Cet homme, de constitution moyenne, a été pendant quatorze ans comme soldat dans l'armée d'Afrique où il a supporté des privations de toute nature pendant les marches en colonne.

De retour en France, il fut employé dans diverses pharmacies comme garçon de laboratoire ; enfin, il est actuellement garçon de magasin, mangeant à heures tout à fait irrégulières. Il prend cependant une nourriture saine et prétend n'avoir jamais commis aucun excès.

La maladie pour laquelle il vient consulter à l'hôpital, le 22 avril 1882 (consultation de M. le professeur Bernheim), a débuté il y a huit mois par du pyrosis et des renvois aigres après chaque repas.

Depuis cinq mois, les digestions sont mauvaises et s'accompagnent de ballonnement et de coliques sourdes dans le bas-ventre ; les garde-robes cependant sont normales. La bouche garde constamment une saveur désagréable ; insomnie.

Il y a deux mois, crampes d'estomac durant de une demi-heure à une heure après les repas, ayant cependant cédé à l'emploi de gouttes noires anglaises.

Souvent il souffre de points douloureux dans le thorax et surtout vers la base ; il se réveille presque chaque nuit tout couvert de sueur.

Le malade a modifié son régime alimentaire et a rompu avec l'usage des mets épicés dont la digestion est pénible.

Depuis quinze jours, il a une sensation constante de plénitude stomacale et se trouve sujet aux vertiges avant et après le repas. Pour dissiper ces malaises, il sollicite de temps à autre le vomis-

1. Observation recueillie par M. Ganzinotty, chef de clinique.

sement en introduisant ses doigts dans la bouche, car il ne vomit pas spontanément.

P... a vu successivement six médecins qui l'on traité pour hypochondrie, fatigue de l'estomac, gastralgie, etc., et lui ont ordonné toute la série des médicaments généralement usités dans ces cas. De tant de prescriptions, il ne retira que peu de bénéfices ; la plupart lui furent contraires.

Le sujet est amaigri, les pommettes sont saillantes et colorées. Les creux sus et sous-claviculaires sont très-marqués. Cependant l'auscultation ne donne aucun indice d'induration, sauf que l'expiration est un peu prolongée dans les sommets. Du reste, le patient dit ne tousser que rarement. La température est normale.

On constate une voussure épigastrique avec sonorité tympanique stomacale s'étendant jusqu'au-dessous de l'ombilic ; le clapotement est facile à produire.

Le 24 avril, P... se représente à jeun et on retire de son estomac un liquide à odeur d'œufs pourris, puis on procède à la lixiviation avec l'eau de Châtel-Guyon. Aussitôt après, il se sent mieux et va déjeuner de bon appétit. Après le repas du soir, la pesanteur reparaît.

Le lendemain, on renouvelle l'opération et on retire 60 centimètres cubes d'un liquide verdâtre, trouble, à odeur repoussante, de réaction acide, présentant au microscope une masse de vibrions mais point de sarcines.

L'examen chimique de ce liquide est fait au laboratoire de chimie, sous la direction de M. le professeur agrégé Garnier.

	Chiffres rapportés au litre.
Acidité exprimée en HCl	$1^{gr},06$
Eau.	$987^{gr},46$
Résidu	$22^{gr},54$
Matières organiques	$16^{gr},88$
Albumine	$1^{gr},00$
Traces de bile.	
Pepsine : le liquide dissout l'albumine.	
Matières inorganiques	$5^{gr},69$
Acides : sulfurique, phosphorique, chlorhydrique.	
Métaux : fer, sodium, potassium.	

Deux jours après, le malade raconte qu'il s'est bien trouvé du lessivage. Cette nuit, cependant, il eut à souffrir de coliques sous-ombilicales qu'il fit disparaître en prenant 5 centigrammes d'extrait thébaïque.

Des vomissements ont lieu pendant l'introduction du tube de Faucher. On ordonne : potages, œufs, viande.

Le 29 avril, on recueille de nouveau le liquide retiré, 176 centimètres cubes, dont l'analyse détermine ainsi la composition :

Chiffres rapportés au litre.

Acidité exprimée en HCL.	0^{gr},85
Eau.	979^{gr},00
Résidu	39^{gr},00
Matières organiques	31^{gr},94
Albumine	1^{gr},00
Traces de bile.	
Pepsine : le liquide n'attaque que peu le blanc d'œuf.	
Matières inorganiques	7^{gr},02
Mêmes acides et métaux que précédemment.	

L'appétit a augmenté, mais les crampes existent encore après le repas. Les étourdissements et les vertiges ont beaucoup diminué.

Les points de la base du thorax existent toujours ainsi que les sueurs nocturnes et la faiblesse.

Le 3 mai, on opère le sixième lavage. Dans la nuit précédente, le patient a eu encore des crampes d'estomac accompagnées de coliques.

Si la constatation de l'ectasie stomacale, jointe aux autres signes, arrive à acquérir la valeur d'un signe prémonitoire, elle peut, dans d'autres circonstances, aider à asseoir le diagnostic de tuberculose quand, par ses signes propres, cette maladie demeure douteuse et difficile à différencier de quelque autre affection aiguë.

Il en fut ainsi dans le cas d'une femme chez laquelle on hésitait entre fièvre typhoïde et tuberculose aiguë ; la découverte d'une dilatation de l'estomac fit pencher la balance en faveur de cette dernière opinion que les signes locaux vinrent du reste confirmer par la suite.

OBSERVATION XXIV[1].

Diagnostic différentiel difficile entre fièvre typhoïde et tuberculose aiguë; dilatation de l'estomac plaidant en faveur de cette dernière. — Évolution tuberculeuse confirmée par la suite.

Salomon, Marie, 25 ans, couturière, accouche normalement et à terme, le 17 mars 1882, d'une fille bien portante.

Depuis cette époque, elle tousse et a une expectoration muqueuse. Néanmoins, les suites de couches furent normales et elle commença à se lever le dix-septième jour.

C'est alors qu'elle fut prise de points douloureux à la base de l'aisselle gauche.

Depuis quatre jours, elle a la respiration gênée, ses oreilles bourdonnent ; elle a de la diarrhée, sans coliques, depuis avanthier.

Son appétit est demeuré faible depuis les couches, elle n'a presque vécu que de bouillon. Malgré son peu de forces, elle a pu cependant reprendre son travail qu'elle a interrompu hier seulement.

Point de céphalalgie, vertiges ou épistaxis ; sommeil court mais calme.

A l'entrée de la malade (salle Sainte-Anne, n° 7, service de M. le professeur Bernheim), le 2 mai, le thermomètre marque le soir 40°2, le pouls s'élève à 124.

A la visite du 3, la température est encore à 39°4, le pouls à 116.

La malade est amaigrie, sa face est pâle ; elle accuse quelques régurgitations glaireuses.

Le ventre est souple, indolore, sans taches rosées. L'épigastre est voussuré et l'estomac clapote jusqu'à un travers de doigt audessous du nombril.

Le thorax a sa configuration normale ; mais le son est moins ample sous la clavicule droite, où l'on produit un bruit de pot fêlé par la percussion forte. Râles secs plus abondants à gauche.

La sonorité est égale dans les deux fosses sus-épineuses, moins

---

1. Observation recueillie par M. Parisot, interne du service.

claire dans la fosse sous-épineuse gauche ; matité dans les trois
derniers espaces intercostaux. Respiration soufflée au sommet,
râles sibilants à l'expiration dans la fosse sous-épineuse, respiration faible à la base.

Inspiration rude et expiration soufflée au sommet droit, ron-
chus et sibilances dans toute l'étendue.

Le diagnostic demeure pendant entre fièvre continue et tuberculose aiguë.

Le lendemain, on observe encore le même chiffre thermique ;
la malade a beaucoup toussé et accuse un point douloureux au
niveau du 10ᵉ espace intercostal gauche. Pas de garde-robe.

On trouve encore de la rudesse de l'expiration avec râles secs
et muqueux en avant. Même signes que la veille dans les sommets ; mais, à la base gauche, au-dessous de l'angle de l'omoplate,
on observe un souffle nasonné avec absence complète de bruit
vésiculaire à la base.

Ce signe confirme le diagnostic de tuberculose avec épanchement pleurétique à gauche.

Les jours suivants, points douloureux aux 8ᵉ et 9ᵉ espaces
intercostaux, dans l'aisselle gauche. Mêmes symptômes thoraciques ; mais la respiration soufflée du sommet gauche est changée
en souffle tubaire franc. La matité remonte au 8ᵉ espace, à l'aisselle. La température vespérale est toujours au-dessus de 40°.

Si nous accordons une valeur pronostique réelle à cet ensemble de signes, nous la refusons à la maladie de l'estomac
prise isolément, laquelle peut tout au plus jouer le rôle de
cause déterminante. Toutefois, et nous insistons intentionnellement sur ce point de diagnostic, l'ampliation étant reconnue, il conviendra d'examiner avec le plus grand soin
l'état des organes respiratoires, en raison de la fréquente
coïncidence de l'ectasie stomacale avec la tuberculose.

ALCOOLISME.

L'alcoolisme, mis en relief par Rilliet (*loc. cit.*), tant par
action directe de l'alcool sur l'organe que par la déchéance
vitale qu'il engendre, amène la dilatation. Les belles expé-

riences par lesquelles Leven [1] a montré la congestion de la muqueuse stomacale et la sécrétion pathologique de ses glandes sous l'influence de ce liquide incendiaire, sont bien propres à lui faire accorder un rôle pathogénique important.

Pour confirmer notre dire, nous rapportons un fait que nous avons observé au service de M. le professeur Bernheim, salle Saint-Roch, n° 1.

OBSERVATION XXV [2].

Alcoolisme invétéré ; catarrhe gastrique chronique ; dilatation de l'estomac.

Un chiffonnier, du nom de Viard, est un type parfait d'alcoolisé. Il a atteint sa cinquante-neuvième année ; à dix-huit ans déjà, il faisait de copieuses libations. Dans le cours de sa carrière militaire, il n'a manqué aucune occasion de boire ; de retour dans ses foyers, il persista dans ses funestes habitudes autant que ses salaires le lui permettaient. Commençant sa journée par l'eau-de-vie, suivant la tradition de son rang social, il achevait de satisfaire sa passion par l'usage du vin, préférant la quantité à la qualité. Inutile d'ajouter que sa nourriture était fort grossière et insuffisante.

Aussi, depuis trente ans, n'a-t-il pas passé un jour sans avoir ses pituites.

En 1847, il fit une maladie de plusieurs semaines, caractérisée par des vomissements aqueux avec crampes d'estomac, régurgitations aigres et flux intestinal.

Il y a quatre ans, il éprouva de nouveau les mêmes malaises et resta huit mois sans travailler, ne prenant d'autre nourriture que du pain et du vin.

Cette fois, il se dit malade depuis huit jours ; il a des frissons légers, des régurgitations amères, des vomissements aqueux précédés de sueurs et suivis d'accablement. La diarrhée est abondante, l'inappétence absolue.

Le 18 décembre 1880, jour où nous l'examinons pour la pre-

1. *Traité des maladies de l'estomac,* p. 80.
2. Observation personnelle.

mière fois, il nous présente tous les signes généraux de l'alcoolisme invétéré. Son teint est cachectique, sa face légèrement bouffie : il n'est cependant pas albuminurique. Le corps est amaigri.

La langue est étalée, rouge sur les bords et couverte d'un enduit grisâtre vers la base ; elle est un peu desséchée.

L'épigastre est soulevé jusqu'à l'ombilic et offre la rénitence d'un coussin à air, mais il n'est point douloureux à la pression. L'estomac s'étend du 7ᵉ espace intercostal à l'ombilic, à gauche, jusqu'à la ligne axillaire prolongée. Dans toute cette étendue, la percussion forte rend un son à timbre métallique fort différent de celui de l'intestin qui est beaucoup plus faible et plus sourd.

La succussion ne produit aucun bruit anormal.

Chez ce malade, l'étiologie est parfaitement établie, puisque lui-même se fait une gloire de raconter ses exploits. L'alcoolisme est de date ancienne, et, qui plus est, cet ivrogne remplit son estomac avec de fortes quantités de liquide. Depuis longtemps il accuse les symptômes d'un catarrhe chronique sur lequel sont venus se greffer des crises aiguës pendant lesquelles l'économie tout entière est en souffrance ; il présente en somme toute la série des phénomènes de la gastrite chronique telle que Broussais s'était attaché à la décrire.

Ainsi, l'intoxication chronique par l'alcool, jointe à l'ingurgitation d'une quantité abondante de liquides, a amené chez notre malade un catarrhe avec accès aigus intercurrents, puis une ampliation de l'estomac. Il n'est cependant pas de règle que les choses se passent ainsi, puisque Broussais[1], au contraire, considérait le resserrement de l'estomac comme témoignant de l'inflammation chronique.

---

1. *Histoire des phlegmasies*, t II et III, 5ᵉ édit.

FIÈVRE TYPHOÏDE ET PUERPÉRALE.

Les fièvres puerpérale et typhoïde, au dire de Ziemssen (*loc. cit.*), peuvent engendrer l'ectasie. Nous acceptons volontiers l'opinion de cet auteur, car il est un fait connu de tous, c'est qu'une des premières manifestations de toute pyrexie consiste dans des troubles de la digestion. La forme adynamique de cette dernière maladie est surtout favorable à l'établissement d'une ectasie stomacale; en effet, la longue durée de cette affection permet à la membrane muqueuse et à la musculeuse de subir des altérations profondes. La convalescence est longue, en général, dans ces formes et la dyspepsie chronique peut se constituer surtout si l'on ne surveille pas l'état de l'organe. Bien plus, la fibre musculaire a subi souvent une dégénérescence ou une paralysie propres à aider au développement définitif de l'estomac.

Toutes les maladies locales ou générales dont nous venons d'étudier le rôle étiologique se révèlent par des lésions plus ou moins localisées dans les divers organes ; mais il en est une autre classe importante, en ce sens que la mobilité des symptômes qui la caractérisent peut détourner l'attention de l'observateur des phénomènes qui se passent du côté de l'estomac. Ce sont les maladies nerveuses essentielles qui, ainsi que Hirsch et Bard (*loc. cit.*) l'ont annoncé, s'accompagnent quelquefois d'une ampliation.

HYSTÉRIE.

Parmi ces névroses, l'hystérie prend la tête dans l'ordre de fréquence, et il n'est pas rare de la voir coïncider avec une dilatation gastrique. Nous laissons de côté ces expansions brusques et passagères qui accompagnent si souvent les crises nerveuses pour ne nous occuper que des rapports de cause à effet qui existent entre la maladie nerveuse et l'ampliation permanente.

Est-ce la névrose qui a produit la maladie gastrique, ou bien est-ce celle-ci qui a déterminé l'apparition des phénomènes nerveux ? Il est souvent difficile de se prononcer et notre avis est qu'on ne doit adopter aucune de ces opinions d'une façon exclusive. Ce n'est que par une analyse minutieuse des symptômes et de leur ordre de succession que l'on peut élucider la question pour chaque cas particulier.

Nous allons rapporter un fait dans lequel le nervosisme, développé à la suite d'émotions morales, semble avoir précédé et engendré la maladie gastrique.

OBSERVATION XXVI [1].

Hystérie déterminée par des chagrins ; dyspepsie consécutive. —
Ampliation stomacale.

Jeandon, Marie, vigneronne, âgée de 26 ans, entre le 3 janvier 1880 à l'hôpital Saint-Charles, salle Sainte-Anne, n° 2, service de M. le professeur Bernheim.

Cette femme, autrefois bien portante, s'est mariée à 20 ans. L'année suivante, elle accouche et, peu de temps après, perd son enfant ; puis son mari s'adonne à la boisson et devient grossier dans ses rapports avec elle. Alors, à sa gaîté antérieure succède une profonde tristesse ; souvent elle pleure sans motifs sérieux, elle devient nerveuse.

Cinq ans plus tard, J. M... est atteinte de dyspepsie avec douleurs à l'épigastre, renvois après le repas et, plus tard seulement, de vomissements muqueux et alimentaires. Elle souffre de céphalalgie frontale et de palpitations de cœur.

L'appétit, cependant, se conserve et tous les aliments sont également bien tolérés. La constipation s'établit. La menstruation demeure régulière.

Ces troubles gastriques ne font qu'accroître l'état d'excitation

1. Observation due à M. le professeur Bernheim et présentée par lui à la Société de médecine de Nancy, séance du 8 décembre 1880.

nerveuse : la patiente est devenue maussade, colère ; les nuits sont agitées, le sommeil court et interrompu par des cauchemars.

Aux questions qu'on lui adresse, J. M... répond avec volubilité et montre une certaine tendance à raconter les secrets de sa vie conjugale.

Son embonpoint est assez bien conservé, mais elle a le teint légèrement jaunâtre ; elle est anémique avec souffle cardiaque et carotidien. Les organes thoraciques sont sains, l'apyrexie est complète. Les urines sont rares (400 centimètres cubes), denses, jumenteuses.

La pression des ovaires est douloureuse, mais ne détermine aucun spasme.

La langue, rouge sur les bords, est couverte en son milieu d'un enduit assez épais.

Le creux épigastrique est effacé ; en le déprimant avec force, on parvient à percevoir les battements aortiques.

Au 6ᵉ espace intercostal gauche, commence la sonorité stomacale, qui s'étend jusqu'à la ligne axillaire prolongée et descend jusqu'au-dessous de l'ombilic. La palpation, peu douloureuse d'ailleurs, ne donne aucune sensation particulière du côté du pylore. On ne trouve aucun liquide dans l'estomac, la malade ayant vomi la veille au soir.

Pendant son séjour, on a pu constater à différentes reprises la fluctuation stomacale.

Le traitement a consisté uniquement en sédatifs du système nerveux (bromure de potassium ; teinture de valériane). Sous leur influence et surtout par suite d'un régime sévère, aidé peut-être de l'état de quiétude dans lequel la malade se trouve à l'hôpital, les vomissements disparaissent. J. M..., se sentant beaucoup mieux, quitte le service au bout de vingt jours ; la dyspepsie est légèrement amendée, mais l'estomac garde les mêmes proportions.

En écoutant avec attention l'histoire de cette femme, on doit reconnaître le droit de priorité à la névropathie, et même pourrait-on ajouter qu'elle a joué un rôle important dans la genèse de la dyspepsie ; mais il faut aussi remarquer que cette dernière a singulièrement aggravé les phénomènes nerveux qui, de tout temps, ont dominé la scène. Le traitement institué uniquement en vue de ce dernier état, tout en amenant le calme du côté des nerfs, a eu en outre pour effet d'arrêter les vomissements. Ce n'est pas à dire que la malade ait été guérie de son estomac ; il ne suffit pas, en effet, de combattre la cause quand les lésions secondaires sont constituées, celles-ci demandent également un traitement propre, tout comme si elles eussent été primitives.

L'influence de l'état nerveux sur la formation de l'ectasie stomacale trouve sa preuve dans la coïncidence d'autres accidents réputés essentiels, rebelles pendant longtemps à toute thérapeutique, puis disparaissant, sans cause connue, en même temps que les accidents gastriques.

Nous avons vu une femme dont la maladie suivit une marche fort curieuse sous ce rapport.

OBSERVATION XXVII [1].

Dilatation de l'estomac jusqu'au-dessous de l'ombilic. — Épigastralgie, inappétence, vomissements copieux et répétés. — Céphalalgie ; polyurie, polydipsie d'origine nerveuse. — Insuccès du lavage et autres traitements. — Cessation brusque et inopinée des accidents ; retour subit à la normalité des fonctions digestives.

Schmidt, Christine, âgée de 22 ans, enfant assistée, est d'une constitution lymphatique et d'un embonpoint notable. Infirmière pendant un an à l'asile de Maréville, elle en est sortie pour aller comme domestique chez des cultivateurs. Depuis trois mois qu'elle habite la campagne, elle est nourrie d'une façon grossière.

Depuis deux mois, elle ne digère plus bien et a une sensation douloureuse vers le milieu du sternum après le repas, des renvois qui durent une heure environ. Fréquemment, elle rend le manger qu'elle a pris ; quelquefois même elle a des pituites

1. Observation recueillie au service de M. le professeur Bernheim par M. Parisot, interne des hôpitaux.

bilieuses le matin à jeun. Constipation habituelle ; céphalalgie ordinaire.

Elle ne se déclare cependant malade que depuis une semaine, car elle a de l'inappétence alors qu'auparavant elle mangeait de tout. Des crampes d'estomac la font souffrir ; sa céphalalgie est devenue plus intense, elle a des points erratiques et des battements de cœur.

Le flux menstruel, qui avait été suspendu pendant deux mois, s'est montré hier avec les mêmes caractères que de coutume.

A la visite du 22 janvier 1882, la patiente répond aux questions d'un air ennuyé, se laisse pour ainsi dire arracher les paroles tant elle est maussade.

La température est un peu plus élevée que la normale : 38° le soir, 37°6 le matin ; le pouls est à 100 ; en somme, il n'existe qu'un mouvement fébrile bien léger.

Le facies porte l'empreinte d'une sorte d'hébétude ; du reste, la plénitude de ses joues fortement colorées et l'implantation avancée des cheveux sur le front lui donnent un air quasi-idiot.

La langue est un peu blanche. Le poumon et le cœur ne présentent rien de spécial.

L'estomac, distendu jusqu'à deux travers de doigt au-dessous du nombril, clapote.

Le 23 janvier, elle a une selle provoquée. Les points et la céphalalgie bi-temporale persistent ; vers le soir, bien qu'elle n'eût rien pris, elle vomit abondamment.

Les vomissements se reproduisant encore à trois reprises le 25, on lave l'estomac le lendemain, ce qui n'empêche qu'elle rend encore deux fois dans cette journée.

On la met au régime du lait qui n'est point supporté. L'épigastralgie demeure la même. Le 28, on procède à la seconde lixiviation de l'estomac, ce qui enraye les vomissements pour la journée ; le jour suivant, par contre, il y en a quatre ; on doit lutter par des moyens appropriés contre la ténacité de la constipation.

Le 31, elle rend encore tout ce qu'elle a pris, cependant les crampes d'estomac sont moins vives ; un lavement purgatif produit une débâcle. On lave encore l'estomac.

Douleurs lancinantes dans les oreilles et surtout à gauche où la malade accuse de la surdité.

Le 1ᵉʳ février, la malade accuse une diminution de la douleur épigastrique, mais elle souffre au niveau de la poignée du sternum. Malgré le lavage, elle a eu encore quatre vomissements dans les 24 heures. Elle a voulu manger un peu de viande, mais s'en est sentie incommodée. On lui permet l'usage du lait, du bouillon et des œufs.

Les vomissements continuant, on lave de nouveau l'estomac le 2 février.

A dater de ce jour, rémission passagère des vomissements, mais il reste des renvois et une douleur xiphoïdienne. La malade tousse beaucoup et cependant on note une intégrité absolue des poumons (toux nerveuse) ; apyrexie.

Le 7 février, l'estomac continue à bien fonctionner, mais les crampes ont reparu. La constipation est toujours aussi opiniâtre.

Le 9, crampes d'estomac, renvois, petits vomissements bilieux, coliques. Débâcle intestinale provoquée. Lavage de l'estomac.

Les jours suivants, la patiente a encore de rares vomissements bilieux ; elle ne peut encore tolérer que le lait et le bouillon. On constate que l'émission des urines est abondante, 5 litres en 24 heures, et cependant elles ne contiennent ni sucre, ni albumine (polyurie nerveuse).

Le même état se continue pendant trois semaines, durant lesquelles les vomissements sont plus fréquents et se renouvellent quatre à cinq fois dans la journée. La soif est impérieuse (polydipsie) et les urines, absolument normales, sont toujours aussi abondantes. Persistance de la douleur épigastrique ; renvois, nausées. Sentiment de constriction passagère à la gorge.

L'acide chlorhydrique, le quassia amara, la liqueur de Hoffmann, l'extrait de valériane, la glace, le lavage, l'application de collodion sur l'épigastre sont demeurés impuissants.

Le 20 mars, sans cause connue, les vomissements cessent, l'appétit revient, les douleurs disparaissent, la diurèse est normale et, la malade se trouvant parfaitement guérie, demande sa sortie le 29.

HYPOCHONDRIE.

Ce que nous venons de dire de l'hystérie, on peut l'appliquer à l'hypochondrie ; mais cette névrose, si fréquente chez les hommes de science ou les gens de cabinet, semble être, dans la plupart des cas, la conséquence plutôt que l'origine de l'affection qui nous occupe.

NÉVROPATHIE CÉRÉBRO-CARDIAQUE.

A côté de la névropathie cérébro-spinale, il est un autre genre de maladie nerveuse capable d'engendrer la dilatation de l'estomac ; nous voulons parler de cette espèce morbide que l'on a décrite comme autant d'entités distinctes sous les noms d'irritation spinale, nervosisme, névralgie générale, névropathie cérébro-cardiaque. C'est sous cette dernière dénomination que l'on désigne généralement aujourd'hui cette névrose fort complexe dans ses manifestations. Leven[1], frappé sans doute de la relation fréquente qui existe entre ces diverses névroses et l'ampliation de l'estomac, propose de les confondre en un groupe unique auquel il donne le nom de maladie cérébro-gastrique.

Nous ne pouvons nous ranger à l'avis du savant médecin de l'hôpital Rothschild, tant il nous semble tomber dans l'exagération. Il trouve dans l'estomac la source de toutes les maladies nerveuses, tout comme Broussais voyait dans la gastrite l'origine de tous les maux.

Nous allons demander aux faits les enseignements qu'ils peuvent nous donner à ce sujet.

OBSERVATION XXVIII[2].

Névrose cérébro-cardiaque primitive ; vertiges, sensations subjectives oculaires et auriques ; constriction à la gorge ; palpitations de cœur ; douleur rachidienne et en ceinture ; névralgies diverses. — Dilatation simple de l'estomac.

Une domestique de 22 ans entre, le 14 juin 1881, salle Sainte-Anne, n° 3, service de M. le professeur Bernheim.

1. *Gazette médicale de Paris*, 53ᵉ année, 6ᵉ série, t. IV, 7 janv. 1882.
2. Observation prise au service de M. Bernheim et recueillie par M. Ganzinotty, aide de clinique.

De bonne santé habituelle, quoique d'un tempérament lymphatique, elle fut menstruée à 16 ans, et depuis, ses époques se sont
montrées très-régulières et abondantes.

Il y a deux ans, pendant un incendie, elle reçut une seille d'eau
au moment où elle était couverte de sueur ; l'écoulement menstruel, qu'elle avait depuis deux jours, fut brusquement suspendu,
ce qui lui occasionna de la sensibilité hypogastrique et de la céphalalgie. La période cataméniale suivante se fit attendre six
semaines, après quoi le flux reprit sa régularité habituelle ; seulement il s'accompagna, pendant trois jours, de grandes douleurs
dans les reins, les flancs et la tête.

A peu près à la même époque, remonte l'apparition à l'épigastre d'un point douloureux que la pression rend plus sensible.

Depuis un an, elle souffre d'une névralgie sus-orbitaire et d'une
douleur très-vive dans l'oreille gauche ; celle-ci cependant s'est
calmée après deux mois de durée pour faire place à un bourdon-
nement continu.

Des battements de cœur fréquents, des palpitations et de l'essoufflement, qu'elle croit avoir gagnés en cirant les parquets, lui
donnent beaucoup d'inquiétude.

Le sommeil lui est très-difficile en général, même tout à fait
impossible dans le décubitus latéral gauche.

Cet état de malaise et de souffrance empêcha la patiente de
prendre du service pendant la première année de sa maladie.

L'appétit, faible en général, est fort capricieux. Outre cela, elle
digère mal, mais ne vomit pas souvent ; après chaque repas, ce
sont un sentiment de brûlure à l'épigastre, puis des nausées sans
régurgitations ni crampes d'estomac ; il n'existe pas de météorisme abdominal habituel. Alternatives de constipation et de
diarrhée. Aucun trouble fonctionnel du côté des poumons.

La patiente accuse de la céphalalgie sincipitale, des vertiges
fréquents, des sensations subjectives de couleurs sans diplopie.
Des sifflements continuels dans les oreilles la tourmentent.

Par intervalles, elle est prise de crampes dans les cuisses et les
mollets.

De temps à autre, elle souffre, quelquefois toute une journée
durant, de constriction à la gorge ; ou encore d'une douleur
rachidienne partant de la région dorsale inférieure et s'irradiant
en demi-ceinture gauche jusqu'à l'épigastre.

A l'entrée de la malade, on note l'absence complète de mouvement fébrile.

La face est pâle, les muqueuses sont décolorées.

Le thorax est bien conformé ; la pointe du cœur bat au 6e espace sur la ligne mamillaire. Il existe des points douloureux aux 3e, 4e, 5e espaces intercostaux gauches et surtout au niveau de la pointe du cœur. Ses battements sont normaux et s'accompagnent d'un léger bruit de souffle anémique se propageant dans les carotides. Du côté des poumons, on trouve dans la fosse sus-épineuse droite et sous la clavicule correspondante, un peu de submatité avec inspiration rude et expiration soufflée. Aucune lésion à gauche.

L'épigastre est voussuré, sensible à la palpation ; l'estomac descend jusqu'à deux travers de doigt au-dessous de l'ombilic. Ovarialgie double. Leucorrhée abondante.

Traitement : bains de Barèges chaque deux jours. Régime alimentaire : lait, œufs, viande.

Le 22 juin, la malade accuse des renvois qu'elle aurait depuis deux jours, des nausées fréquentes suivies de régurgitations amères ; elle a de l'oppression. Le clapotement stomacal se perçoit jusqu'au-dessous de l'ombilic. La lixiviation de l'estomac détermine un soulagement passager, mais, dans la nuit, la gêne épigastrique reparaît et un petit vomissement a lieu. Il existe une sensation permanente de vertige.

Deux jours après, on lave de nouveau l'estomac.

La patiente, quoique soulagée par le lessivage de l'organe, se plaint toujours de sa douleur épigastrique qui s'irradie vers les deux aisselles et le dos quand elle prend la position assise. En même temps, elle est prise de vertiges et de bourdonnements d'oreilles. L'usage de la viande exaspère la douleur gastrique et fait reparaître la sensation de strangulation qui dure trois à quatre heures, en même temps que la céphalalgie redouble d'intensité.

On ordonne une douche chaque jour.

L'état nauséeux persistant, on renouvelle les lavages tous les trois jours. Néanmoins, il se produit des crampes stomacales accompagnées de strangulation. La douleur au sinciput est toujours aussi intense ; en outre, il en est apparu une autre au niveau des fausses côtes gauches. Les battements de cœur se font toujours sentir. Insomnie. On ordonne 40 grammes de sirop de chloral.

Le flux cataménial arrivant le 3 juillet, amène une exacerbation passagère de tous ces symptômes.

Dans la première quinzaine de juillet, les vertiges sont plus fréquents, surtout quand la malade marche ; de plus, elle ressent des élancements douloureux dans la cuisse droite.

Le 14 juillet, elle éprouve une acuité plus grande de sa céphalalgie sincipitale qui s'accompagne d'élancements douloureux dans les tempes ; elle a des vertiges avec sensation de chute dans un abîme, des palpitations de cœur avec angoisse précordiale. L'estomac participe également à la crise : la douleur de l'épigastre s'irradie vers l'épaule ; en même temps, il existe des renvois, des nausées et des régurgitations. La nuit se passe sans sommeil et le lendemain le lavage de l'estomac est suivi d'une légère amélioration.

A partir de ce jour, les bourdonnements d'oreilles ne sont plus qu'intermittents, les nerfs de la face sont moins douloureux, mais le vertige persiste.

Le 25 juillet, la patiente se plaint d'hyperesthésie du sens de l'ouïe.

Vers la mi-août, on observe encore la persistance du point épigastrique qui retentit douloureusement jusque dans le dos ; même état de la dilatation de l'estomac avec facilité de produire le bruit de flot. Sensation intermittente de strangulation. Il se manifeste en outre de la diarrhée sans fièvre, de la courbature ; une douleur à la pression au niveau de la troisième dorsale ; des points douloureux à la partie moyenne du bord spinal de l'omoplate, dans les derniers espaces intercostaux gauches, au-dessus des aines. Les symptômes pulmonaires n'ont pas changé.

Ces derniers accidents s'amendent dans l'espace de trois semaines et la malade quitte l'hôpital à peu près dans le même état qu'à son entrée.

Il est certain que chez la femme dont nous venons de retracer tout au long l'histoire, il est difficile d'admettre que la maladie gastrique ait été le point de départ de la maladie nerveuse; celle-ci, au contraire, semble s'être développée en premier lieu, à la suite d'un arrêt brusque du flux menstruel. La dilatation stomacale n'est venue que plus tard. Cependant on doit remarquer le rapport intime qui relie entre elles les fonctions nerveuses et celles de l'estomac, puisque nous les voyons constamment marcher de pair, soit qu'elles subissent une aggravation, soit, au contraire, qu'elles s'amendent.

L'impuissance de la thérapeutique rationnelle dirigée contre les symptômes gastriques est, suivant nous, une preuve évidente que l'irritation spinale n'est pas sous la dépendance de la maladie de l'estomac, si tant est qu'il existe une altération de cet organe, mais bien que celle-ci est liée à l'évolution de la névrose. Le traitement qu'on lui opposait ayant échoué, l'ampliation de l'estomac devait demeurer stationnaire; c'est en effet ce qui est arrivé.

Voyons maintenant s'il en a été de même chez la malade qui fait l'objet de l'observation suivante.

OBSERVATION XXIX [1].

Dyspepsie ancienne; dilatation simple de l'estomac. — Névrose cérébro-cardiaque; palpitations de cœur; céphalalgie; bourdonnements d'oreilles; diplopie; crises hystériformes, hémiplégie hystérique.

Laurent, Marie, âgée de 31 ans, couturière, a toujours été d'une santé fort délicate et se rappelle avoir toujours eu, dès sa plus tendre enfance, des palpitations de cœur.

Depuis l'âge de 8 ans, elle a un estomac fort difficile et paresseux. A partir de ce temps, elle eut des renvois au milieu des repas qui étaient rapidement suivis d'un ou plusieurs vomissements, si bien qu'elle ne gardait rien de ce qu'elle avait pris. Aussi était-elle devenue très-maigre. Pareil état de choses se continua pendant quatre années, jusqu'à ce qu'elle devint pubère.

Le premier flux menstruel apparut à treize ans et se renouvela par la suite avec régularité et abondance. A partir de ce moment,

---

1. Observation communiquée par M. le professeur Bernheim et recueillie par M. Ganzinotty, aide de clinique.

L. M. jouit d'une assez bonne santé ; seulement elle était sujette aux syncopes.

Dans le cours de sa dix-neuvième année, elle eut, à trois reprises, des crises hystériformes violentes qui reconnaissaient pour cause immédiate une violente frayeur pendant la période cataméniale.

En 1878, cette femme eut pendant six mois des vomissements presque continus, sollicités par la prise d'aliments ; elle fut trois mois à ne prendre qu'un peu de lait.

L'an dernier, six semaines durant, elle eut de la céphalalgie et en même temps se déclarèrent des douleurs avec bourdonnements d'oreilles qui durent encore.

Le 26 mars 1881, elle voit les objets en double et des mouches volantes qui l'empêchent de lire. Le lendemain, au milieu d'une conversation, sans avoir eu la moindre sensation de tournoiement, elle tend le bras pour s'appuyer, car elle se sent tomber de sa chaise ; mais elle perd connaissance et s'étend inerte sur le sol sans présenter aucun mouvement convulsif. Au bout de dix minutes, elle reprend ses sens, veut se relever, mais ne le peut, car elle est privée de l'usage de ses membres du côté droit ; la face ne présente aucune déviation. Quand on voulut la relever, elle ressentit de vives douleurs dans le côté paralysé dont les membres étaient raidis. La plus légère tentative qu'elle faisait pour leur imprimer des mouvements était horriblement douloureuse.

Des sangsues furent appliquées derrière les oreilles, et, soit à cause de la perte de sang, soit pour tout autre motif, elle eut plusieurs syncopes successives ; néanmoins, cette saignée locale produisit une diminution dans les douleurs et l'intensité de l'hémiplégie.

Deux jours après, elle éprouva, à quatre ou cinq reprises différentes, une sensation de frisson dans la jambe gauche et une fois seulement dans la jambe paralysée.

Jusqu'au 16 avril, M. L. garda le lit, après quoi elle put se lever et marcher en portant le poids du corps sur la jambe gauche.

Depuis cette époque, la parésie a persisté dans le côté droit ; de plus, une douleur assez vive se montre d'une manière intermittente dans l'avant-bras, dont elle occupe toujours la partie antérieure. Cette douleur reparaît quatre fois par jour, naissant au niveau du pli du coude pour s'irradier dans les doigts.

A la visite du 21 avril, on note : apyrexie complète, pouls régulier, petit, dépressible, à 80.

La malade exécute tous les mouvements avec son bras ; mais ils sont lents, incomplets et sans force. Du reste, le dynamomètre indique un affaiblissement fort sensible de ce côté. La jambe droite soulevée retombe inerte ; c'est à peine si quelques mouvements volontaires des orteils peuvent être exécutés. Quant au membre inférieur gauche, la motilité en est intacte, mais une douleur vive se manifeste dans l'exécution des mouvements du gros orteil.

La sensibilité tactile ou thermique est normale dans toute l'étendue du corps.

L'analgésie est complète sur la face externe de la jambe droite, tandis que la douleur à la piqûre est ressentie dans la partie correspondante de l'autre membre. Le tronc et les membres supérieurs sont insensibles à l'impression douloureuse.

Les émergences des nerfs crâniens ne sont point sensibles, le nerf facial seul est affecté.

La vision est troublée par suite de diplopie et de sensations subjectives telles que flocons de neige, mouches volantes, etc., sans qu'on ait lieu de croire à une maladie profonde de l'œil. Les oreilles bourdonnent.

Le cœur, hypertrophié, bat au 6ᵉ espace, à trois travers de doigt en dehors du mamelon ; aucune lésion d'orifice ; souffle anémique.

L'appétit est faible, les digestions sont lentes, mais ne s'accompagnent ni de renvois ni de crampes ; la constipation est habituelle.

L'épigastre est légèrement soulevé par l'estomac, qui descend jusqu'à trois travers de doigt au-dessous du rebord costal gauche et, sur la ligne médiane, la grande courbure passe par l'ombilic. On produit le bruit de flot.

Les urines sont denses, rares : la quantité émise en dix-huit heures est de 250 grammes seulement.

Quelques jours après son entrée, la malade a des vomissements, des coliques et de la diarrhée. On constate de nouveau l'ampliation de l'estomac. La paralysie s'est amendée : les mouvements du bras sont plus étendus et plus rapides.

Le 30 avril, M. L. se plaignant de régurgitations glaireuses, et la pression même légère de l'épigastre provoquant le bruit de flot, on retire, au moyen du tube de Faucher, une petite quantité de liquide contenu dans l'estomac qu'on lave ensuite.

Les jours suivants, la patiente se plaint d'une toux sèche qui donne lieu à des douleurs dans les hypochondres, et cependant l'auscultation ne révèle aucune lésion pulmonaire. Ensuite, ce sont : une douleur à la partie interne de l'épine de l'omoplate, puis une sensation de tiraillement douloureux dans les oreilles, puis de la rachialgie commençant au milieu de la colonne dorsale et s'étendant jusqu'au sacrum.

L'analgésie est générale et affecte même les muqueuses linguale et buccale ; toutefois, la sensibilité générale ou spéciale persiste. De plus, il existe des démangeaisons sans trace d'éruption à la peau. La céphalalgie est très-vive.

On ordonne 4 grammes d'extrait de valériane en potion.

Dans le courant de mai, on essaie sans succès l'application d'aimants sur l'oreille gauche contre les douleurs et les bourdonnements. L'aconit ne réussit pas mieux contre les douleurs névralgiques survenues du côté de la face.

Le 26 du même mois, de nombreux vomissements décident à laver de nouveau l'estomac. Loin de décroître, les douleurs faciales et auriculaires ne font qu'augmenter, et la médication symptomatique dirigée contre elles semble avoir sur l'estomac un effet pernicieux, car il est pris de crampes.

Des pulvérisations d'éther, durant trois minutes chaque jour, et renouvelées pendant dix jours sur la région cervico-dorsale de la colonne vertébrale, paraissent avoir fait disparaître l'otalgie.

Cette rémission n'est que passagère, car la douleur revient au bout de peu de jours ; l'occiput est aussi le siège d'une douleur qui descend le long de la colonne cervicale. Les branches du trijumeau sont sensibles à la pression.

L'estomac est toujours dilaté jusqu'à l'ombilic et clapote. Les digestions sont lentes.

Le 3 juillet, la malade a une syncope.

Le 15 juillet, la sensibilité tactile est abolie dans les deux avant-bras ; on trouve également d'autres troubles sensitifs dans le reste du corps. Des applications de faradism la font réapparaître partiellement.

Le 25 du même mois, M. L. marche bien ; elle ressent une nau-

deur dans l'aine droite. La diplopie a disparu, la lecture et l'écriture sont maintenant possibles. Céphalalgie bi-temporale.

Dans la première moitié du mois d'août, la malade a des crampes d'estomac, des nausées, des régurgitations glaireuses, de la diarrhée. La névralgie trifaciale a cédé, mais la sensation de vertige cause de nouveaux tourments. Une douleur d'épaule avec sensation de brûlure dans le coude la font souffrir. L'analgésie garde les mêmes proportions. Les urines sont maintenant normales comme quantité.

M. L... quitte l'hôpital vers la fin d'août, avec promesse de prendre des douches.

La malade fut revue le 28 décembre par M. Bernheim : toujours sujette aux battements de cœur, elle avait encore de temps à autre des vertiges. L'analgésie était demeurée persistante et les vomissements glaireux faciles avaient continué.

A l'encontre de ce que nous avons observé chez notre première malade, la seconde était dyspeptique de vieille date, bien avant que les premières manifestations de la névrose se fussent déclarées. La maladie gastrique a donc évolué seule pendant nombre d'années, puis, quand sont survenus les troubles nerveux, les deux affections, comme dans le cas précédent, ont suivi une marche parallèle : la maladie de l'estomac se répercutant pour ainsi dire sur les centres nerveux, et réciproquement.

Néanmoins, si la dyspepsie peut se compliquer de névropathie, nous tenons pour assuré que la névrose cérébro-cardiaque peut aussi revendiquer l'ampliation stomacale comme relevant d'elle, et nous proposons, avec M. Bernheim, de désigner sous le nom de névrose cérébro-gastro-cardiaque cette triade symptomatique nerveuse dont nous venons de relater deux observations.

Recherches microscopiques sur l'ampliation[1].

TECHNIQUE.

Avant d'exposer les résultats de nos recherches micrographiques, nous croyons devoir faire entrer le lecteur dans les détails du manuel opératoire, vu les différences sensibles qui peuvent exister dans les préparations d'une même pièce traitée par des procédés différents.

Des estomacs provenant de différentes autopsies, nous avons détaché, sur la partie moyenne de la face antérieure, un carré de 2 centimètres qui, après avoir été soigneusement lavé, était mis ensuite dans les liquides conservateurs et durcissants que nous allons énumérer.

Réactifs. — Les deux seuls dont nous eussions fait usage sont : l'acide chromique en solution au 3,000^e et le bichromate d'ammoniaque au 50,000^e.

Les fragments, suspendus à l'aide d'un fil dans l'acide chromique, y ont séjourné un temps variable, jusqu'à durcissement suffisant pour la coupe. La suspension de la pièce est nécessaire afin que le réactif puisse en imprégner également toutes les parties.

La solution de bichromate d'ammoniaque offre, sur la précédente, l'avantage de permettre l'élection plus facile des matières colorantes à l'égard des éléments, notamment en ce qui concerne l'hématoxyline. Cependant, il est bon de noter que le durcissement demande un temps plus long, et encore doit-on avoir recours à un procédé spécial pour le compléter.

Montage. — Les pièces retirées du réactif durcissant ont

---

1. Cette étude a été faite au laboratoire d'histologie normale, avec le concours de notre ami le docteur A. Sadler, chef des travaux, et soumise au contrôle de M. Morel, professeur d'histologie à la Faculté.

été plongées successivement, et pendant vingt-quatre heures, dans une solution de gomme, puis dans l'alcool. Malgré cette dernière précaution, les coupes pratiquées présentaient l'inconvénient de se laisser disjoindre en différentes couches lorsqu'on les plongeait dans l'eau pour les dégommer.

Après quelques recherches, nous avons trouvé un moyen d'y remédier : sortant les pièces de la gomme et de l'alcool qui achevait de leur donner la dureté suffisante, nous les avons plongées soit dans la gélatine glycérinée (gélatine 2 p., glycér. 1 p.), soit dans du collodion, d'après le mode opératoire de M. Pasteur.

Coloration. — Le picro-carminate d'ammoniaque, le carmin, le bleu d'aniline, le bleu de quinoléine, l'hématoxyline et l'éosine ont été mis à l'essai.

De toutes ces matières colorantes, celles qui nous ont donné les meilleurs résultats pour les préparations traitées par l'acide chromique sont : le picro-carminate, le carmin, l'éosine. Disons de suite que cette dernière est peu recommandable, attendu qu'elle colore indistinctement tous les éléments et ne manifeste d'élection pour aucun d'eux. Le picro-carminate et le carmin, au contraire, colorent différemment les noyaux des éléments cellulaires des glandes, ceux des fibres musculaires et le tissu conjonctif ; aussi nous sommes-nous bornés presque exclusivement à leur usage, en ayant toujours soin de procéder par action lente de ces réactifs étendus.

Les préparations durcies par le bichromate d'ammoniaque se laissent également bien colorer par les substances dont nous venons de parler ; mais l'hématoxyline en solution alunée nous a donné des résultats supérieurs. L'élection de cette matière pour les noyaux des éléments de nouvelle formation et pour ceux des glandes, nous la font recommander d'une façon spéciale.

Nous avons traité indistinctement par le bleu d'aniline et

celui de quinoléine les préparations durcies soit dans l'acide chromique, soit dans le bichromate d'ammoniaque. La difficulté que l'on éprouve à donner aux préparations le degré voulu de coloration et le peu d'élection de ces deux matières pour les éléments que nous avions à étudier, nous engagent à en rejeter l'emploi.

Histologie pathologique.

MUQUEUSE.

Épithélium. — Dans l'examen des coupes nombreuses que nous avons faites sur une portion de l'estomac du sujet dont nous relatons l'autopsie, page 153 de notre travail, le revêtement épithélial a presque complétement disparu. Hâtons-nous d'ajouter que l'ouverture cadavérique a été pratiquée quarante-deux heures après la mort et qu'aucune précaution n'avait été prise pour la conservation de l'organe[1]. C'est à peine si par places on rencontre quelques-uns de ces éléments cellulaires; faut-il noter encore que ces cellules ne présentent pas la régularité de forme et l'aspect demi-transparent de l'état normal. On y devine à peine la place du noyau. En ceci, nos observations concordent avec celles faites par M. Mathias Duval[2] et par M. le Dʳ Bochefontaine[3]. Dans leur ouvrage d'anatomie pathologique[4], MM. Cornil et Ranvier signalent le même fait à propos du catarrhe.

Glandes. — Le fait qui frappe le plus dans l'étude de

---

1. M. Damaschino (Société de biologie, 20 déc. 1879), pour parer aux inconvénients de la décomposition cadavérique qui, 24 heures après la mort, entrave la constatation des lésions anatomiques ayant eu lieu pendant la vie, conseille d'injecter, 2 heures après le décès, de l'alcool dans l'estomac afin d'en fixer les éléments.

2. *Traité des maladies de l'estomac*, par LEVEN. Paris, 1879, p. 215.

3. *Idem*, p. 210.

4. *Manuel d'histologie pathologique*, p. 780.

notre estomac pathologique, c'est l'état des glandes et de leurs cellules.

Les glandes se présentent avec des dimensions plus que doubles de l'état normal (Pl. II, fig. iv). Par places elles ont disparu complétement ou laissent à peine voir encore, dans la profondeur de la muqueuse, quelques éléments cellulaires plus ou moins nets, vestiges des anciens culs-de-sac. D'une façon générale, les contours de ces petits organes de sécrétion sont mal définis; c'est à peine si on voit de loin en loin le canal excréteur de ceux-ci s'ouvrir librement à la surface.

C'est pour ces différentes raisons que nous ne croyons pas devoir, sous ce point de vue, ranger notre cas particulier à côté de ceux où les auteurs (Johns, Fox, Rokitanski) ont signalé l'hypertrophie de la charpente de ces glandes. Cependant, ce qui nous étonne, c'est le nombre d'éléments cellulaires jeunes que l'on y rencontre ; nous nous réservons de revenir sur cette question à propos des éléments cellulaires des glandes.

Cellules des glandes. — Les cellules épithéliales des glandes à pepsine présentent de grandes différences dans leurs dimensions. C'est ainsi que nous voyons leur diamètre aller de $0^{mm},003$ à $0^{mm},039$; la moyenne de dix-sept de ces éléments pris au hasard dans nos différentes préparations est de $0^{mm},215$.

En établissant une comparaison entre ces éléments cellulaires pathologiques (Pl. II, fig. v) et ceux des glandes de l'estomac d'un homme mort subitement et en pleine santé (Pl. II, fig. ii), nous trouvons un contraste frappant. Les cellules normales présentent un protoplasma d'aspect uniformément granuleux avec noyau plus granuleux encore et très-apparent ; les contours en sont nettement marqués et de forme polyédrique. Celles de notre estomac dilaté, au contraire, différant peu, il est vrai, comme forme, de l'élément normal, présentent une augmentation énorme de volume et ont un protoplasma à granulations très-volumineuses. D'autres fois, le corps cellulaire se montre avec son aspect vitreux, colloïde, et au centre on y voit un noyau assez apparent facilement reconnaissable dans les préparations traitées par le picro-carminate d'ammoniaque. Très-souvent la masse protoplasmique paraît fendillée, présentant pour ainsi dire des solutions de continuité, à tel point que nous nous sommes demandé si nous avions bien affaire à une seule cellule.

Le contour des cellules, quelquefois bien accentué, surtout dans les culs-de-sac des glandes, devient le plus souvent invisible dans les points où celles-ci disparaissent.

Virchow[1] a prétendu que, chez les tuberculeux et les sujets morts de pyrexie, ces cellules étaient le plus souvent le siége d'une altération qu'il a décrite sous le nom de tuméfaction trouble, auquel cas le protoplasma aurait l'aspect colloïde dont nous avons parlé plus haut. Nous ne croyons pas, d'après les observations que nous avons faites, devoir rapporter à cette altération les lésions que nous avons eues sous les yeux, attendu que la grande majorité de nos éléments présente, au contraire, de grossières granulations du protoplasma. M. Mathias Duval (*loc. cit.*) avait remarqué ce fait avant nous et pensé que ces contours mal définis de l'élément, avec fragmentation grossière de son contenu, plaidaient en faveur de la dégénérescence graisseuse. Charcot et Vulpian[2] ont émis la même interprétation.

Il est bien évident que nous laissons à la putréfaction un certain rôle dans les altérations que nous venons de décrire, mais dans quelle limite ? C'est ce que nous ignorons. Nous devons rappeler toutefois que les pièces qui ont servi à nos recherches ont été choisies dans les points où la conservation semblait la plus parfaite.

1. *Pathologie cellulaire.*
2. *Bulletin de la Société de biologie.*

Les glandes à suc gastrique participent également à l'hypertrophie ; leurs éléments cellulaires sont pâles, parfois à peine reconnaissables, mais ne présentent rien de particulier quant à leur forme.

Charpente conjonctive de la muqueuse. — Nous avons dit plus haut que les contours des glandes sont mal définis ; en présence de ce fait, nous nous sommes demandé si réellement plusieurs histologistes ne s'étaient pas laissé donner le change à l'égard de la nature fibreuse de la néoformation qu'ils y ont signalée.

En effet, lorsqu'on examine certaines préparations, on trouve entre les glandes quantité de noyaux offrant l'aspect de cellules jeunes. Ce qu'il est difficile de déterminer, c'est à savoir si ces éléments appartiennent en propre au stroma conjonctif de la muqueuse, ou bien si ce ne sont pas précisément de ces petites granulations protoplasmiques provenant de la fragmentation des cellules des glandes à pepsine.

Les plus forts grossissements et les différentes matières colorantes employées ne nous ont pas permis de tirer une conclusion précise.

L'existence de la prolifération cellulaire, pour nous, ne laisse aucun doute et nous ne craignons pas de l'affirmer.

Pour compléter l'étude de cette question, il nous faut dire que c'est vers la superficie de la muqueuse, entre les canaux excréteurs des glandes, que nous avons rencontré un nombre considérable d'éléments conjonctifs jeunes, mais aussi, et en plus grande quantité, peut-être, au niveau des culs-de-sac de glandes. Dans la partie moyenne, ils sont peu nombreux.

Vaisseaux de la muqueuse. — Leur étude nous a été tout à fait inabordable, ceux-ci ne se rencontrant distinctement et en couronne qu'à la base des glandes. Pour les reconnaître, il nous eût fallu pousser une injection préalable par un des troncs principaux. Ce procédé nous a été rendu impraticable par suite de la division de l'organe à l'autopsie ; du reste, les altérations avancées de la muqueuse n'eussent pas permis une répartition égale de la masse à injection.

Couche fibro-lamineuse. — Ne présente aucun caractère particulier et se montre avec le même aspect qu'on rencontre dans les préparations d'estomac normal.

COUCHE CELLULEUSE.

Tissu conjonctif. — Le tissu conjonctif de la sous-muqueuse paraît hypertrophié dans les mêmes proportions que celui de toutes les autres tuniques de l'estomac.

Les travées conjonctives forment, ainsi qu'on l'observe normalement, des mailles plus ou moins lâches; dans leur intérieur, on remarque la présence d'un grand nombre de cellules jeunes. Mais ces éléments y sont moins nombreux que dans la couche muqueuse. On observe de plus qu'un grand nombre d'entre eux est déjà en voie d'organisation. Cette étude n'a présenté aucune difficulté, grâce au picro-carminate, qui avait mis ces éléments en parfaite évidence.

Vaisseaux. — Les vaisseaux ont spécialement attiré notre attention dans l'étude du tissu conjonctif sous-muqueux.

Avec de faibles grossissements déjà, on reconnaît dans ce tissu la trace d'hémorrhagies; on y voit des globules de sang libres ou de petits îlots brunâtres décelant la présence du pigment sanguin.

Les vaisseaux présentent à la coupe un diamètre plus considérable que celui qu'on leur attribue généralement. Leur lumière renferme le plus souvent, tout au moins dans une bonne partie, un amas plus ou moins grand de globules de sang.

Un certain nombre d'auteurs signalent dans cette partie de l'estomac une sclérose des vaisseaux caractérisée par l'épaisseur plus grande de leurs parois et principalement de leur tunique externe et la diminution de leur calibre.

C'est en vain que nous avons recherché cette sclérose. Presque toujours, au contraire, les parois vasculaires sont amincies et de moindre dimension qu'en l'état normal. Quelles que soient les surfaces de section observées, nous avons constamment trouvé une lumière très-grande et peu en rapport avec l'épaisseur relativement faible de leurs parois qui, du reste, ne présentaient elles-mêmes aucune altération de texture. On n'y remarque aucune trace de périartérite ou d'endartérite, de sorte que nous ne pouvons invoquer cette altération pour expliquer les hémorrhagies que nous avons observées.

M. le Dr Baraban, chef des travaux anatomo-pathologiques, a bien voulu nous éclairer de ses lumières sur ce point délicat, et l'a résolu également par la négative. M. le professeur Morel, avec sa haute autorité en matière d'histologie, a pleinement approuvé notre jugement.

Nous concluons donc que, dans ce cas particulier, les vaisseaux ne présentent aucune trace de sclérose, mais sont plutôt dilatés.

TISSU MUSCULAIRE.

L'examen macroscopique nous révélant une hypertrophie de la tunique musculeuse, il nous faut demander au microscope si cette augmentation de volume correspond à un plus grand nombre de fibres musculaires ou bien, au contraire, si elle trouve sa raison dans l'augmentation des diamètres de la fibre elle-même ou bien encore dans celle du tissu conjonctif intermusculaire.

Les différentes mensurations que nous avons prises à cet égard nous ont donné les résultats suivants :

Longueur de la fibre-cellule. . . . . $0^{mm},033$ à $0^{mm},018$.
Largeur . . . . $0^{mm},009$ à $0^{mm},003$.

Les dimensions précédentes ont été prises sur des fibres

mécaniquement entraînées par le rasoir sur les bords de la préparation.

Nous avons voulu compléter cette étude par des mesures de fibres dissociées par des agents chimiques : action de la potasse aux $\frac{20}{1000}$ pendant 3 heures.

Longueur . . . . $0^{mm},042$ à $0^{mm},036$.
Largeur . . . . $0^{mm},006$ à $0^{mm},003$.

La dissociation simple par les aiguilles nous a fourni un résultat analogue :

Longueur . . . . $0^{mm},030$ à $0^{mm},027$.
Largeur . . . . $0^{mm},006$ à $0^{mm},0035$.

La moyenne de toutes les mensurations que nous avons prises nous donne :

Longueur. . . . . $0^{mm},032$.
Largeur . . . . $0^{mm},005$.

Après ces observations, nous nous trouvons embarrassé de conclure en présence des chiffres si différents que les histologistes donnent dans leurs ouvrages :

Frey[1], longueur. . . . . $\begin{cases} 0^{mm},045 \text{ à } 0^{mm},049. \\ 0^{mm},025 \text{ à } 0^{mm},022. \end{cases}$
— largeur . . . . $0^{mm},013$ à $0^{mm},006$.
Kölliker[2], longueur . . . . $0^{mm},090$ à $0^{mm},045$.
— largeur . . . . $0^{mm},006$ à $0^{mm},004$.
Ranvier[3], longueur . . . . $0^{mm},050$ à $0^{mm},020$.
Sappey[4], longueur. . . . . $0^{mm},070$ à $0^{mm},030$.
— largeur . . . . $0^{mm},006$.
Beaunis[5], largeur . . . . $0^{mm},013$ à $0^{mm},006$.

Admettre que l'hypertrophie de la couche musculeuse de l'estomac est due à l'augmentation de la fibre musculaire

1. *Traité d'histologie et d'histochimie*, 1871, p. 137.
2. *Éléments d'histologie humaine*, 1856, p. 91.
3. *Traité technique d'histologie*, 1875, p. 523.
4. *Traité d'anatomie descriptive*, 1876, t. II, p. 68.
5. *Nouveaux Éléments de physiologie humaine*, 1876, p. 82.

elle-même est donc dès à présent impossible, attendu que nos chiffres n'atteignent que le minimun des dimensions données par les auteurs.

Du reste, si l'on compare les sections transversales des fibres musculaires que nous avons figurées (fig. III et fig. VI) dans notre planche II, on peut se convaincre qu'il n'existe aucune différence appréciable dans ces surfaces de section que nous avons toutes choisies passant au niveau du noyau, c'est-à-dire dans la partie la plus renflée de la cellule contractile.

Cette augmentation de volume ne tient-elle pas à un plus grand nombre d'éléments cellulaires ou bien à une épaisseur plus grande du tissu conjonctif?

En ce qui touche cette dernière question, nous sommes obligé de reconnaître, après les recherches les plus minutieuses, que l'hypertrophie de la gangue intermusculaire n'existe pas. Le tissu conjonctif que l'on rencontre entre les fibres est peu abondant et nulle part on n'y voit trace de noyaux embryonnaires. Il n'en est toutefois peut-être pas de même pour le tissu conjonctif qui sépare les différentes couches du muscle. L'épaisseur de celui-ci est assez notable et l'on y rencontre en outre, au moins par places, un certain nombre d'éléments embryonnaires; ces derniers cependant, contrairement à ce que nous avons remarqué dans le tissu conjonctif de la couche celluleuse, ne présentent nulle part trace d'organisation.

Pour nous assurer de la valeur de cette observation, nous avons examiné comparativement les couches musculaires d'un estomac réputé sain; cette étude nous conduit à affirmer qu'il n'y a pas d'hypertrophie des éléments de la couche que nous venons de décrire et que nulle part on n'y observe la transformation fibreuse des cellules plasmatiques.

On voit donc, d'après les détails dans lesquels nous venons d'entrer, que nous ne pouvons expliquer l'hypertrophie du muscle ni par l'augmentation de la fibre elle-même, ni par l'existence d'une épaisseur plus grande du tissu conjonctif.

C'est alors que nous eussions voulu demander au microscope la preuve directe de la présence d'un plus grand nombre de fibres et de fibres-cellules. Cela nous a été impossible, en voici les raisons : tout histologiste connaît la difficulté, sinon l'impossibilité, de compter les différents plans superposés de fibres musculaires lisses; ceci tient à leur répartition inégale, à leur variable épaisseur et à l'intrication des fibres-cellules les unes avec les autres. En outre, nous trouvons l'explication de ce fait dans l'impossibilité, contre laquelle se heurte le technicien le plus habile, de faire passer une coupe normale à la direction de ces fibres, le rasoir les intéressant toujours plus ou moins obliquement. Partant de là, on comprend qu'il ne soit guère facile de comparer entre eux des plans musculaires dont tous les éléments sont sectionnés d'une façon plus ou moins différente.

Malgré tous ces obstacles, nous pouvons dire que l'hypertrophie de la couche musculeuse de notre estomac, révélée déjà sans le secours d'aucun instrument grossissant, résulte d'une hypertrophie quantitative de la fibre-cellule. L'augmentation du tissu conjonctif étant rejetée, celle de l'élément musculaire lui-même, dans ses dimensions, semblant bien moins évidente encore, nous arrivons par exclusion à conclure à l'augmentation numérique des fibres elles-mêmes.

Il faut de plus remarquer, et un simple coup d'œil sur notre planche II suffit pour le faire voir, que l'augmentation de volume porte principalement sur le plan musculaire le plus interne.

Quant à l'élément propre de ce tissu, la fibre-cellule, il se présente avec l'aspect normal et n'est le siége d'aucune altération apparente. Bochefontaine, dans l'analyse microscopique qu'il a faite d'un estomac dilaté, constata également cette intégrité, tandis que Kusmaül[1] aurait vu la dégénérescence graisseuse ou colloïde du muscle.

Vaisseaux de la couche musculeuse. — Nous ne nous arrêterons pas à leur description, car ils ne présentent rien de particulier. Leur dilatation est moins appréciable que dans la couche celluleuse, mais nulle part on n'y rencontre de sclérose.

L'étude dont nous venons d'exposer longuement les résultats ne concerne que notre estomac type, celui appartenant au sujet de l'observation.

Mais nous avons étendu davantage nos investigations microscopiques et les avons portées sur cinq autres pièces pathologiques recueillies chez des tuberculeux qui présentaient une dilatation de l'organe. Chez ceux-ci, les parois avaient conservé leur épaisseur normale ; à part cette particularité, nous n'avons pas à en donner de description spéciale, attendu que les lésions observées se rapprochaient plus ou moins de celles ci-dessus détaillées.

Les altérations portaient presque exclusivement sur la muqueuse dont les glandes étaient hypertrophiées et avaient disparu par places ; leurs cellules tenaient le milieu entre celles de l'estomac normal et celles que nous avons décrites. Les vaisseaux, dilatés et gorgés de sang, étaient rompus par places en donnant lieu à des extravasations sanguines. Le muscle avait l'apparence normale.

Résumé de nos recherches micrographiques.

Après cette exposition détaillée que nous avons cru devoir mettre sous les yeux de nos lecteurs pour justifier de la rigueur dont nous ne nous sommes jamais départi durant nos longues et patientes recherches, nous croyons utile de donner un résumé succinct de cette étude.

1. *Deutsches Archiv f. klin. Med.*, VI, p. 460.

L'épithélium de revêtement de la muqueuse a presque complètement disparu.

La couche glandulo-vasculaire est considérablement épaissie; le volume des glandes est plus que doublé.

Leurs cellules se présentent sous des états divers : tantôt cet élément a l'aspect normal, tantôt ses contours et son noyau deviennent moins apparents; dans un grand nombre de cas, enfin, on voit ses éléments constitutifs transformés en une petite masse finement grenue présentant parfois dans son intérieur des granulations plus grossières ; les contours ont alors disparu ; ce dernier aspect se rapproche assez bien de celui mentionné par M. Duval sous le nom de molécularisation. Les dimensions de ces éléments cellulaires l'emportent de beaucoup sur celles des éléments normaux.

La charpente conjonctive qui sert de support aux glandes n'est pas hypertrophiée. On rencontre, vers la surface libre de la muqueuse, un nombre assez considérable de cellules jeunes; celles-ci, plus nombreuses encore dans la profondeur, se distinguent quelquefois peu des cellules à pepsine fragmentées.

La couche fibro-lamineuse ne présente rien de particulier.

La couche celluleuse diffère peu de l'état normal. On y trouve cependant un grand nombre de cellules plasmatiques.

La tunique musculaire est considérablement épaissie; cette augmentation ne tient ni à l'hypertrophie du tissu conjonctif interfibrillaire ni à l'exagération des dimensions de la fibre-cellule elle-même, ce qui nous permet de conclure à l'augmentation du nombre des fibres. Ce tissu ne présente d'ailleurs aucune trace de dégénérescence graisseuse ou colloïde.

Nous n'avons pu faire l'étude des vaisseaux de la muqueuse. La sclérose de ceux des deux autres tuniques n'est pas admissible. Ceux de la couche celluleuse sont plus dilatés que de coutume, mais ceux de la musculeuse ne présentent rien de particulier.

Interprétation des faits démontrés par le microscope ;
pathogénie de l'ampliation.

Décrire des altérations pathologiques n'est pas suffisant ; il convient de les interpréter, d'en exprimer pour ainsi dire les enseignements qu'elles comportent. Ce que nous voulons d'elles, c'est de mettre en lumière le processus qui a abouti à la dilatation.

Le fait le plus saillant consiste dans les changements profonds qui se sont opérés dans la muqueuse ; ils sont si marqués qu'on éprouve la tentation de leur faire jouer un rôle prédominant.

Cette altération n'est autre que celle décrite par tous les auteurs comme propre au catarrhe chronique.

Jaccoud, dans l'article *Dyspepsie* de son Dictionnaire, divise les lésions de la muqueuse en trois degrés. Dans le premier, il y aurait simple hyperémie initiative du réseau capillaire superficiel. A un degré plus avancé, on observe un développement exagéré des glandes à pepsine et la prolifération du tissu conjonctif interglandulaire et sous-muqueux. Dans la dernière période, enfin, se produit la régression de tous les éléments ; la dégénérescence graisseuse de l'épithélium des glandes à pepsine produit leur oblitération ; en dernier lieu, arrive la dégénérescence cirrhotique du tissu conjonctif intermédiaire.

Si nous cherchons à faire rentrer le cas que nous avons eu sous les yeux dans une des classes créées par cet auteur, nous pouvons dire qu'il tient à la fois de la deuxième et de la troisième période ; il est bien entendu que ces sortes de classifications sont tout ce qu'il y a de plus artificiel.

Le Dr Legros, qui a examiné des estomacs de phthisiques [1],

1. LOQUIN (Thèse de Paris, 4 juillet 1872).

en donne une description se rapprochant beaucoup de ce que nous avons vu sur les organes dilatés ayant appartenu à ces sortes de malades. C'est d'abord une injection vasculaire intra-glandulaire, plus marquée surtout vers la superficie, avec hémorrhagies par places. « L'atrophie des glandes dans la dernière période de la phthisie est manifeste, elles ont en partie disparu. Il est des points où elles ont disparu en totalité et le tissu propre de la muqueuse est infiltré de nombreux noyaux embryoplastiques à contours bien limités. Dans certains points on trouve encore des culs-de-sac glandulaires isolés, entrecoupés de fibres lamineuses et de nombreux noyaux embryoplastiques. »

Bien plus, notre collègue et ami, le Dr Schmitt, a fait avec le Dr Baraban, chef des travaux anatomo-pathologiques, l'examen d'un estomac rétréci, atrophié, suivant l'expression du narrateur, et a constaté des altérations analogues. Nous extrayons de son article, inséré dans la *Revue médicale de l'Est*[1], le passage relatif à cette question.

« C'est dans l'estomac que siège la lésion la plus intéressante, celle qui me paraît l'altération primitive. Nos préparations ont dû être faites sur l'estomac desséché et ce procédé est évidemment défectueux. Toutefois, par une étude comparative faite sur un estomac sain ayant subi les mêmes préparations, nous avons pu nous convaincre que l'altération que la dessiccation lui fait subir, porte exclusivement sur la muqueuse. Dans cette tunique, après dessiccation, les tubes glandulaires sont plus ou moins altérés, les contours sont moins nets, surtout vers la surface libre, les cellules y sont devenues granuleuses ; mais les glandes restent serrées les unes contre les autres en nombre normal, et le tissu interstitiel, interposé entre elles, est très-peu développé.

---

1. *Revue méd. de l'Est*, mars 1881 : *Atrophie généralisée, cirrhose de l'estomac avec disparition des glandes à pepsine.*

« Dans l'estomac atrophié, la tunique musculaire est parfaitement intacte, elle semble même plus épaisse qu'à l'état normal ; les faisceaux de fibres y sont plus compacts, plus serrés. Dans la muqueuse, au contraire, qui, je me hâte de le dire, pour écarter l'idée d'ulcère rond, est partout conservée, les altérations sont notables. A première vue, on constate que le nombre des glandes y a manifestement diminué. Assez nombreux encore et bien conservés sur certains points où la muqueuse est plus épaisse et présente à la surface libre un renflement mamelonné, les tubes glandulaires ont presque totalement disparu sur d'autres points voisins, correspondant à une dépression de la surface, et où l'on trouve à peine 2 ou 3 culs-de-sac tranchant sur le tissu ambiant. Ce tissu a un aspect fibrillaire, parsemé de noyaux, et forme entre ce qui reste des glandes, de larges travées fibroïdes partant de la surface libre pour aller se perdre dans la couche sous-muqueuse. »

Malgré la dénomination de cirrhose de l'estomac avec atrophie des glandes à pepsine, que l'auteur, se plaçant tout entier sur le terrain de l'anatomie pathologique, donne à la lésion qu'il a observée, nous persistons à croire qu'elle doit être rapportée uniquement à la gastrite catarrhale arrivée à la dernière période.

Étant admis qu'une seule et même lésion primordiale peut amener le rétrécissement aussi bien que la dilatation, il faut demander raison de ces faits, en apparence contradictoires, à l'appareil contractile de l'organe, au muscle lui-même.

Mais, avons-nous dit, et M. Schmitt l'a aussi observé dans son cas de rétrécissement, à part son épaisseur plus grande, ses autres caractères sont absolument normaux. Il n'en serait pas toutefois toujours ainsi dans la dilatation, car, au dire de Niemeyer, dans le catarrhe chronique « l'augmentation de la paroi stomacale dépend d'une hypertrophie simple, constituée

autant par une nouvelle formation de cellules musculaires
que par une augmentation du tissu conjonctif sous-muqueux
et intermusculaire. »

Puisque, dans le bel exemple que nous avons pu étudier,
nous avons conclu à l'hypertrophie quantitative, et que, d'autre
part, il existe des cas bien avérés où le muscle avait gardé son
épaisseur normale et d'autres où l'amincissement fut trouvé
extrême, force nous est, pour concilier toutes ces particula-
rités dignes de remarque, d'avoir recours aux modifications
survenues dans la puissance contractile du muscle, phénomène essentiellement vital.

C'est ainsi que nous avons conçu le mode pathogénique de
l'ampliation.

La muqueuse devenant malade, le muscle subit une atteinte
dans sa contractilité, soit par effet de voisinage, suivant la
loi de Stokes, soit par effet réflexe ; il commence par se relâcher.

A partir de ce moment, plusieurs issues se présentent.
S'il ne se produit aucune réaction de la part de la tunique
contractile, la distension est progressive et continue à se
faire passivement sous l'influence de l'accumulation des ingesta que le viscère ne parvient plus à faire passer dans l'intestin. Le séjour prolongé des matières, de son côté, ne fait
qu'aggraver l'état morbide de la muqueuse. C'est dans ces
cas de distension pseudo-paralytique que l'on rencontre à
l'autopsie un amincissement extrême de toutes les tuniques.
Telle est l'explication des faits rapportés par Mauchart, Andral
et d'autres auteurs. C'est la forme de dilatation à laquelle
Cruveilhier et Naumann (*loc. cit.*) ont donné le nom d'atrophique.

Les choses sont loin de se passer toujours ainsi ; le plus
souvent le muscle réagit contre cette tendance à la dilatation,
il s'hypertrophie pour établir une compensation. Il peut
même aller plus loin et dépasser de beaucoup les limi-

les nécessaires à cette compensation ; l'hypertrophie, suivant son cours, amène ce rétrécissement si souvent signalé dans le catarrhe. C'est ainsi que, à notre avis, il en a été chez la malade qui a fait le sujet de l'observation du Dr Schmitt, puisqu'il a noté l'épaississement de la tunique musculeuse.

Il nous reste maintenant à expliquer la coïncidence de l'hypertrophie et de l'ampliation, comme nous l'avons observée.

Le même processus anatomique nous en donnera la raison, car, en présence d'un même état pathologique, la nature ne varie pas ses procédés.

Sous l'influence de l'irritation de la muqueuse, le muscle, d'abord relâché, s'est ensuite hypertrophié comme nous venons de le voir ; mais, la cause première continuant ses effets, la compensation, établie pour un temps, s'est rompue et la distension a suivi de nouveau son cours jusqu'à ce que la nature ait repris ses droits. Ainsi, par une série d'ampliations successives, temporairement compensées par le renforcement organique du muscle, celui-ci a fini par prendre des proportions inaccoutumées, témoignant ainsi de la lutte qu'il a eu à soutenir et dans laquelle il a fini par succomber. Il y a là une véritable hypertrophie excentrique. Cette forme n'est autre que celle à laquelle Cruveilhier avait donné le nom d'hypertrophique et dans laquelle la contractilité musculaire et la force élastique n'auraient pas été vaincues. Cet auteur a presque exprimé la même opinion que nous en disant qu'il y a eu contraction intermittente analogue aux contractions utérines.

Mitterbacher (*loc. cit.*) avait reconnu la même cause à la dilatation hypertrophique et exprimé sa manière de voir avec toute la rigueur d'une formule mathématique : « L'épaisseur des parois dépend de la supériorité l'une sur l'autre des forces de deux mouvements : l'une, celle du contenu du viscère ; l'autre, celle des sucs nourriciers qui circulent dans les parois. »

Pareille hypothèse a l'avantage de concilier les faits et de n'être point contraire à la raison. Du reste, ne trouvons-nous pas des exemples analogues dans les autres appareils de la vie végétative?

Le cœur nous en donne tous les jours un exemple frappant. Mais cette comparaison n'est pas exempte de reproches, vu la différence dans la structure intime de la musculature, l'une offrant le type strié, l'autre rentrant dans la catégorie des muscles à fibres lisses.

Cette objection peut être éludée en prenant pour terme de comparaison la vessie, dont le catarrhe de la muqueuse amène soit le ratatinement, soit la dilatation simple ou hypertrophique.

Ce rapprochement suffit pour donner gain de cause à notre hypothèse. L'idée n'en semble pas nouvelle, puisque Lieutaud (*loc. cit.*) en avait déjà parlé ; mais cet auteur n'avait en vue que l'ampliation vésicale simple par atonie, que l'on rencontre chez les vieillards, et la comparait à l'ampliation stomacale avec amincissement des tuniques.

C'est peut-être dans ces cas où, pendant la vie, aurait existé le non-repos péristaltique (*peristaltische Unruhe*) que Kussmaül[1] s'est attaché à faire connaître, dans ces derniers temps, que l'on rencontrerait ces hypertrophies excentriques de l'estomac. L'auteur allemand n'a exprimé aucune opinion sur ce point d'anatomie pathologique. Cependant, nous devons remarquer que notre malade (obs. XXXIII), de son vivant, n'a rien accusé de semblable ; il est vrai de dire qu'il n'a jamais été mis en demeure de s'expliquer à ce sujet.

Les considérations pathogéniques que nous venons de formuler à l'égard de l'épaississement des parois du viscère sont également applicables aux cas dans lesquels les tuniques

---

1. *Sammlung klinischer Vorträge,* n° 181, 1880.

ont l'épaisseur normale, ainsi que nous l'avons vu dans nos estomacs de tuberculeux, puisque, pour occuper une étendue plus grande sous une même épaisseur, il faut de toute nécessité que la masse de substance soit plus considérable.

Nous avons garde cependant de généraliser en donnant l'interprétation précédente comme applicable indistinctement à tous les cas d'ectasie ; elle a trait seulement à ceux dans lesquels le catarrhe est supposé primitif.

Que la dilatation soit primitive et le catarrhe secondaire, le microscope n'en montrera pas moins des altérations identiques. Il est donc impuissant à nous faire reconnaître, d'une façon certaine, lequel de ces deux facteurs a donné naissance à l'autre ; aussi sera-ce à l'étude clinique qu'il conviendra de demander un jugement en dernier ressort.

Conclusions générales relatives à l'étiologie de la dilatation.

Une discussion aussi longue sur les causes qui peuvent déterminer l'ampliation chronique de l'estomac pourrait laisser de la confusion dans l'esprit du lecteur ; aussi croyons-nous utile de récapituler en quelques mots ce chapitre et faire une énumération des maladies dans lesquelles on peut rencontrer cet état. Nous les classerons, autant que possible, suivant l'importance de leur rôle étiologique :

Obstacles au pylore ou au duodénum. — Catarrhe chronique simple ou compliqué d'ulcère ; dyspepsie simple ou avec gastrorrhée aiguë et chronique. — Tuberculose. — Fréquence des repas ; polyphagie, polydipsie ; aliments indigestes ou irritants. — Parésie musculaire ; pyrexies graves. — Névroses cérébro-spinale et cérébro-gastro-cardiaque. — Maladies organiques du foie et du cœur. — Dilatations aiguës fréquemment renouvelées. — Vomissements répétés. — Grossesse.

Quant aux causes suivantes, nous les tenons pour très-rares et regardons leur influence comme hypothétique :

Coudure brusque du duodénum. — Adhérences extérieures de l'estomac. — Convulsions hystériques.

CHAPITRE III

Nous venons de montrer, dans le chapitre précédent, que
si la dilatation est quelquefois primitive, spontanée, elle n'est
la plupart du temps que secondaire ou symptomatique d'une
autre maladie. En outre, alors même qu'elle serait primitive,
elle ne tarde généralement pas à se compliquer d'altérations
propres de la muqueuse, joignant leur cortège symptomatique à celui de l'ampliation. Force est donc d'établir une
distinction entre les signes propres à la maladie génératrice
et ceux que l'on doit rattacher à l'ectasie. La tâche est parfois
délicate, nous le reconnaissons ; néanmoins elle ne sort pas
des limites du possible.

Dans quelques cas, rares à la vérité, il n'est rien qui
attire l'attention vers le tube digestif, attendu qu'il fonctionne
avec régularité ; le hasard seul fait que l'on découvre l'ampliation et souvent même l'autopsie réserve cette surprise.
C'est ainsi qu'il arrive chez certains gros mangeurs et buveurs qui ne cessent d'engloutir pour satisfaire leurs appé-
tits, chez les diabétiques ou encore dans certaines formes
atoniques de la maladie, ainsi que plusieurs tuberculeux
nous en ont fourni l'exemple (obs. XVIII et XIX). Il n'y a
pas, à proprement parler, d'état maladif ; chez les uns, c'est
une ampliation fonctionnelle pure et simple, chez les autres,
bien que cet état puisse être considéré comme morbide, il
ne l'est pas en tant qu'il ne cause aucun dérangement dans

les fonctions de l'organe. Les signes physiques sont alors seuls propres à en démontrer l'existence.

L'idée d'ampliation ne s'impose donc pas toujours d'elle-même. Cette maladie peut s'installer sournoisement, sans grand fracas et demande, la plupart du temps, à être recherchée.

DÉSORDRES FONCTIONNELS DANS L'ACTE DE LA DIGESTION.

Seuls, les troubles fonctionnels de l'estomac seront de nature à appeler l'attention vers elle, et encore faut-il être prévenu de sa possibilité pour la découvrir. C'est à l'étude de ces désordres digestifs que nous allons consacrer la première partie de ce chapitre.

APPÉTIT.

L'appétit subit en général peu de modifications, surtout dès le début ; il est conservé, souvent même il paraît exagéré, car les malades ont une sensation de fausse faim avant que l'heure du repas soit venue (obs. XXXV). Toutefois, il est rare que cet état se prolonge longtemps ; d'ordinaire les goûts changent, il est certains aliments qui répugnent au malade et déterminent des malaises et même des vomissements après leur ingestion.

L'inappétence absolue est rare et ne se montre qu'à une période avancée de la maladie.

SOIF.

La soif demeure ordinaire ; si elle subit des modifications, celles-ci relèvent de quelque maladie concomitante, telle que diabète, fièvre, etc.

Le symptôme le plus précoce et le plus fréquent consiste dans les changements qui se manifestent dans l'acte de la digestion. Parfois intermittents, ces troubles revêtent le caractère d'un simple embarras gastrique et laissent, dans leur intervalle, le malade dans une parfaite quiétude. L'observation suivante est bien propre à le démontrer.

OBSERVATION XXX[1].

Troubles gastriques aigus intermittents ; douleurs épigastriques, régurgitations glaireuses, vomissements. — Digestions faciles dans l'intervalle des crises. — Bruit de glougou depuis un an. Dilatation de l'estomac.

Feltin, Joseph, âgé de 31 ans, chaudronnier, se présente à la consultation de l'hôpital le 4 décembre 1880.

Cet homme a servi dans la marine de 1870 à 1875 ; sobre quant à la nourriture et aux boissons alcooliques, il dit s'être bien porté durant toutes ses expéditions. Étant de quart à la machine, il buvait de grandes quantités d'eau (4 à 10 litres?).

Peu de temps après son retour en France, il fut pris de douleurs épigastriques vives avec maximum d'intensité vers l'hypochondre gauche ; cette douleur s'exagérait par la pression et les mouvements. Il eut alors des vomissements alimentaires et bilieux répétés avec régurgitations glaireuses et fréquentes éructations, mais jamais de crampes, coliques ou diarrhée. L'inappétence était presque absolue.

Ces accidents allèrent s'amendant et, au bout d'un mois, le malade put reprendre son travail de chaudronnier.

Trois mois après, mêmes douleurs avec vomissements, etc.

Ces crises se reproduisirent par la suite chaque deux mois environ. Dans l'intervalle, la santé était parfaite, les fonctions digestives s'effectuaient normalement, sans tension épigastrique, nausées ou pituites.

Depuis un an, F. J. perçoit presque chaque soir en se couchant un bruit de glouglou qu'il rapporte très-bien de l'estomac.

Le 4 décembre, il vient se plaindre de sa douleur épigastrique

1. Observation communiquée par M. le professeur Bernheim à la Société de médecine de Nancy, séance du 8 décembre 1880. (*Rev. méd. de l'Est*, 1er février 1881.)

qui date de la veille au soir et s'est accompagnée comme d'habitude de vomissements pendant la nuit.

C'est un homme de taille moyenne, d'embonpoint notable, bien constitué, sans trace de scrofule ou de tuberculose. Le pouls est un peu vif, bondissant, mais normal quant à sa fréquence. Apyrexie.

La langue est un peu sèche, rouge et sans enduit.

Le creux épigastrique est effacé ; la percussion donne de la sonorité tympanique descendant jusqu'au niveau de l'ombilic et à un travers de doigt plus bas vers le flanc gauche. La pression au niveau du grand cul-de-sac est douloureuse. Par la succussion, le malade étant dans le décubitus dorsal et les muscles abdominaux relâchés, on produit un bruit hydro-aérique perceptible à distance.

On extrait, à l'aide du tube-syphon, environ 400 centimètres cubes d'un liquide jaunâtre tenant en suspension du mucus et quelques matières solides, restes d'une tasse de café au lait prise trois heures auparavant. Ce contenu stomacal, à réaction acide, n'offre aucune odeur particulière ; le microscope n'y laisse point découvrir de sarcines.

Après l'évacuation, le malade se sent soulagé ; on lui prescrit : diète lactée ; bicarbonate de soude, 2 grammes.

Trois jours après, F... se représente à la consultation, annonçant que sa douleur de l'hypochondre a disparu depuis le 5 au matin et qu'il a cessé d'entendre le bruit de glouglou. Il n'éprouve plus aucun malaise, son appétit est revenu.

La palpation de l'épigastre est absolument indolore et l'estomac est remonté à un travers de doigt au-dessus de l'ombilic ; on ne peut plus produire le bruit de flot.

Mais il est bien plus fréquent de voir les désordres gastriques s'établir progressivement et persister. Presque tous nos malades ont accusé un malaise à l'épigastre, de la pesanteur, du gonflement et quelquefois même des douleurs pendant toute la durée de la digestion stomacale. Tels symptômes sont excessivement variables et particulièrement en ce qui concerne les douleurs. Celles-ci, ainsi que Leven l'a fait observer, cessent en général quand l'estomac a pris un grand

développement, fait qu'il nous a été permis de contrôler dans
les cas d'ampliation extrême que nous avons eu sous les
yeux.

DOULEUR ÉPIGASTRIQUE.

Cette douleur n'a pas de cachet spécial : tantôt aiguë ou
lancinante, comparable à une sensation de brûlure, de cuis-
son ou de crampes, le plus souvent sourde et prenant le
caractère d'une pesanteur plus incommode que douloureuse;
exaspérée quelquefois par la pression au point que les
malades ne peuvent plus tolérer la constriction de leurs
vêtements ; d'autres fois calmée par cette manœuvre. Quant
à son siège, elle semble affecter de préférence l'ombilic,
l'appendice xiphoïde ou l'hypochondre gauche ; quelquefois
localisée, rarement avec irradiations multiples vers le sternum, les aines, etc. La douleur dorsale est très-rare et même
nous ne l'avons jamais observée. Ces sensations pénibles ont
en général leur maximum d'intensité pendant les heures
qui suivent le repas.

RENVOIS, NAUSÉES, RÉGURGITATIONS.

Dans la grande majorité des cas, les malades sont tour-
mentés par des renvois ; s'ils succèdent à l'ingestion des
aliments, ils n'offrent rien de particulier, mais s'ils ont lieu
en tout temps, par leur odeur nauséabonde, alliacée, quelquefois même putride, ils témoignent des fermentations du
contenu stomacal. Ceci n'arrive que dans les périodes avancées de la maladie.

Les régurgitations acides ou amères, le pyrosis, les nausées
ne sont pas caractéristiques de la dilatation.

Une de nos malades ayant présenté la plupart des accidents que nous venons de passer en revue, nous allons en
esquisser l'histoire.

OBSERVATION XXXI [1].

*Gonflement, chaleur, battements à l'épigastre après les repas;
douleurs incisives à l'ombilic avec irradiations passagères vers
les aines. — Dilatation de l'estomac.*

Channony, Victorine, âgée de 23 ans, domestique, entre à
l'hôpital Saint-Charles, le 12 novembre 1879, salle Notre-Dame,
n° 6.

L'affection pour laquelle cette femme se présente aurait débuté,
il y a deux ans, par des coliques survenant de deux à trois heures
après les repas et surtout après celui du soir ; elle éprouvait en
même temps du gonflement, de la chaleur et des battements à
l'épigastre. Elle n'a suivi aucun traitement, attendu que son appétit,
généralement modéré, n'a subi aucune modification et que tous
les aliments sont également bien digérés.

Depuis quinze jours seulement, sur l'avis d'un médecin, elle
s'est mise au régime du lait et des œufs.

Après chaque repas ainsi constitué, C. V. observe de la tension
épigastrique et continue à avoir des renvois aigres ; elle n'a ni
régurgitations ni vomissements. Dans l'intervalle des repas, la
pesanteur d'estomac persiste et parfois la malade ressent dans la
région ombilicale des douleurs passagères à caractère incisif. La
douleur abdominale s'irradie parfois vers les aines.

C. V. est d'une constitution assez forte, d'un tempérament
lymphatique ; elle est anémique, mais a conservé son embonpoint.
Le pouls est normal, l'apyrexie complète.

La langue est légèrement blanchâtre mais humide ; le ventre
est plat ; le creux épigastrique effacé, sensible à la pression.

La palpation fait reconnaître la paroi stomacale tendue, rénitente et descendant jusqu'à l'ombilic ; on ne trouve aucune induration du côté du pylore. La percussion délimite assez mal les
contours de l'organe, mais la succussion détermine le bruit de
flot. Le foie n'est pas augmenté de volume.

On pose le diagnostic de dilatation simple de l'estomac.

1. Observation communiquée par M. le professeur Bernheim à la Société de
médecine. séance du 8 décembre 1881. (*Revue méd. de l'Est,* 1er février 1881.)

Le lendemain, la percussion donne des résultats qui concordent avec les autres modes d'exploration ; on constate encore la présence de liquide. On en retire 200 centimètres cubes au moyen de la pompe de Kussmaül.

L'analyse chimique en est faite par le professeur Ritter qui conclut que ce liquide se comporte comme le contenu stomacal d'une digestion de matières albuminoïdes et féculentes interrompue.

Le traitement consista dans le régime du lait, la magnésie calcinée et l'eau alcaline.

Cependant les digestions continuèrent à être laborieuses et à s'accompagner de gonflement, de renvois et de régurgitations.

Le 30 novembre, on constate que l'estomac a gardé la même ampleur et contient encore du liquide que l'on extrait avec la pompe avant de procéder au lavage. On commence l'emploi de la noix vomique, sous forme de teinture à la dose de 18 gouttes par jour, dans le but de stimuler la contraction du muscle ; le 3 décembre, on y joint la faradisation.

Enfin, la malade se sentant soulagée au bout de quelques jours et n'éprouvant plus pour tout malaise que des renvois, quitte l'hôpital avec le même degré de dilatation, promettant de se soumettre au régime lacté pur.

Tous ces symptômes ne présentent évidemment rien qui caractérise l'état de dilatation, on les observe et décrit comme appartenant à la dyspepsie simple ; comme tels, ils n'entrent qu'accessoirement dans le cadre symptomatique de l'ectasie.

VOMISSEMENTS.

Le vomissement, phénomène commun à presque toutes les affections stomacales, ne suffit pas par lui-même pour témoigner de l'existence d'une ampliation, il est simplement symptomatique d'une intolérance de l'estomac pour les aliments. Cependant, par quelques caractères particuliers, il serait à même, sinon de révéler, du moins d'attirer l'attention vers la maladie dont nous faisons l'étude.

D'abord, il est plus ou moins facile : si, dans certaines circonstances, il a lieu sans peine et mérite plutôt le nom de régurgitation, d'autres fois, au contraire, il plonge le malade dans l'accablement par suite des efforts qu'il nécessite, et encore est-il incapable d'amener la complète évacuation de l'organe. Mais aussi il peut manquer, fait qui a sans doute grandement contribué à mettre au jour la théorie de la paralysie de l'estomac. Or, voyons ce que l'on peut tirer des caractères de l'acte du vomissement.

Il est connu que deux puissances interviennent dans cet acte mécanique, l'une propre à l'estomac lui-même, l'autre qui lui vient en aide, l'action synergique des muscles abdominaux et du diaphragme. Au début, alors que l'ampliation est encore modérée, la contraction stomacale excitée par l'action irritante du contenu, peut se montrer assez énergique pour donner lieu à l'expulsion facile et complète. Plus tard, la capacité étant agrandie, la contraction du muscle ne suffit plus à la réduire au point de pouvoir faire suivre la voie rétrograde aux aliments, il faut que les puissances accessoires entrent en jeu. Or, on sait combien sont pénibles et laissent d'accablement à leur suite les convulsions du diaphragme.

ABONDANCE ET INTERMITTENCE DES VOMISSEMENTS.

Mais quand l'ampliation est extrême, il se peut que toutes ces forces réunies soient impuissantes à faire remonter le liquide collecté dans le petit bassin. C'est seulement quand, par accumulation successive, le niveau du contenu s'élève dans cette vaste poche abdominale, que les efforts musculaires réunis parviennent à en faire sortir une partie par l'œsophage; l'organe ne se trouve donc qu'incomplétement vidé. Il est, pour employer une expression de mécanique, une sorte d'espace nuisible échappant à l'action musculaire; le trop-plein seul est expulsé, ainsi que nous l'avons vu chez le malade qui nous a fourni l'observation XXXIII. Tel mécanisme nous explique l'abondance des liquides rejetés et l'intermittence des vomissements, tous deux phénomènes propres à la dilatation.

Bien que nous n'eussions par eu sous les yeux d'exemple d'ectasie énorme où le vomissement ait fait défaut, nous ne nous refusons pas de croire à cette particularité et à admettre avec Rilliet (*loc. cit.*) que l'évacuation a lieu dans l'intestin. Il faut voir là sans doute, consécutivement à l'excitation produite par le contenu, un réveil de la péristaltique stomacale analogue à celui que les courants induits sollicitaient chez le malade de l'observation XXXII ; ce dernier, en effet, avait conscience de la contraction de son estomac, révélée en outre par le passage bruyant des liquides et des gaz à travers le pylore.

NATURE DES VOMISSEMENTS.

La nature des matières vomies peut fournir de précieux documents au diagnostic. Quand les vomissements succèdent à chaque repas, ce sont en général les substances prises en dernier lieu qui sont rejetées. Mais aussi, dans les dilatations avancées, le vomissement, serait-il même journalier, ne ramène souvent que les matières ingérées la veille ou plusieurs jours auparavant, signe important qui peut être regardé comme quasi-pathognomonique.

Comment alors se fait-il que les derniers ingesta ne soient pas rejetés par le vomissement le plus proche ? Nous ne pouvons le comprendre qu'en faisant intervenir ce phénomène de densité dont Louradour-Ponteil (*loc. cit.*) a du reste fort bien saisi l'importance. Par suite d'une rétention prolongée, le contenu stomacal entre en fermentation, tout comme cela se passe dans les tonneaux servant de réceptacle aux eaux grasses des cuisines : les substances nouvellement apportées gagnent toujours le fond et les plus anciennes remontent à la surface. Or, comme nous avons vu l'évacuation demeurer imparfaite, ces dernières seules sont éliminées. Quiconque aura été témoin de ces vomissements ou aura assisté à l'extraction du contenu d'un estomac grandement dilaté, ne songera pas à nous faire un reproche de la comparaison tant soit peu naturaliste dont nous venons de nous servir. En effet, cette odeur rappelle la fermentation avancée des substances organiques végétales et la putréfaction des matières animales. J. P. Frank (*loc. cit.*) avait déjà parlé d'un malade dont les rots empestaient l'air de plusieurs salles, et nous-même avons eu peine à faire bonne contenance en extrayant un contenu de cette sorte (obs. XXXIX) et n'avons pu achever notre tâche qu'en faisant aérer largement la salle et y répandre de l'acide phénique. C'est uniquement dans les ectasies extrêmes que les fermentations stomacales peuvent être poussées si loin.

CARACTÈRES PHYSIQUES, MICROSCOPIQUES ET CHIMIQUES DES MATIÈRES VOMIES.

Les matières rejetées par vomissement ou extraites par la sonde présentent parfois un autre caractère : plaçées dans un verre à pied et abandonnées au repos, elles se divisent en trois couches. La supérieure, muco-spumeuse, d'aspect rappelant celui de ces conferves qu'on voit à la surface des eaux vaseuses; la moyenne, séreuse ; l'inférieure grumeleuse et composée de débris alimentaires. L'examen microscopique en est important, attendu qu'il enseigne sur la façon dont l'estomac se comporte vis-à-vis des ingesta et laisse découvrir les produits spéciaux à la fermentation, tels que sarcines, bactéries, etc. Dans l'observation XXXIX on trouvera exposées avec détail les modifications subies par le contenu stomacal sous l'influence du traitement. Mais ici nous devons insister particulièrement sur la diminution de la partie séreuse du liquide extrait de l'estomac, coïncidant avec l'amélioration marquée produite dans l'état de notre malade, fait qui laisse entrevoir l'existence d'un rapport direct entre l'état morbide de l'organe et la constitution de son contenu.

Connaissant les caractères micrographiques du contenu stomacal, nous avons voulu demander à l'analyse chimique le secours de ses lumières pour nous éclairer sur sa nature, son pouvoir digestif ou nutritif, toutes questions encore loin d'être élucidées. L'examen en a été fait au laboratoire du professeur Ritter, et a porté sur des matières extraites par le cathétérisme de l'estomac de deux sujets porteurs de dilatation.

Chez l'un d'eux (obs. XXXIX), sur 170 centimètres cubes, on trouve 30 grammes de peptones et 0^{gr},98 seulement d'albumine coagulable dans un liquide acide; mais celui-ci n'a point de pouvoir digestif.

Chez l'autre (obs. XXXI), il y a 3^{gr},72 seulement d'albuminose et 3^{gr},90 d'albumine, le liquide est fortement acide, ne contient point de pepsine et n'a aucune action sur le blanc d'œuf; en y ajoutant de la pepsine, la digestion artificielle commence.

Dans ces deux exemples, l'analyse concorde pour constater l'absence de pepsine; mais est-ce à dire pour cela que la digestion ne puisse se faire? Évidemment non, puisqu'il existe des peptones, témoins irrécusables d'une transformation chimique de l'albumine.

Nous ne voulons pas entrer ici dans la discussion encore pendante au sujet du rôle peptonisateur de l'estomac et de son pouvoir d'absorption grandement attaqués encore dans ces derniers temps, et nous déclinons notre compétence en pareille matière, laissant aux chimistes et aux physiologistes le soin de se mettre d'accord sur ce point en litige. Ce que nous tenons pour certain, c'est que l'estomac amplifié contient des peptones, substances éminemment assimilables. Mais si ces peptones séjournent dans l'estomac, comme le prouve manifestement cette première analyse et que la majeure partie en soit rejetée par vomissement, il est de toute évidence que la nutrition deviendra languissante et que la régénération de l'organisme aura à en souffrir. C'est en effet ce qui est arrivé chez ce dernier malade et nous ne voyons point la nécessité de faire intervenir la dyspepsie intestinale pour expliquer cette déchéance, ainsi que M. Leven l'a fait.

VOMISSEMENTS AQUEUX ; HYDRORRHÉE STOMACALE.

Si l'analyse chimique ne nous a que très-imparfaitement renseigné sur la physiologie pathologique de l'affection, elle est demeurée complétement muette en ce qui concerne la provenance du liquide dont nous avons vu le maximum de production coïncider avec l'état le plus grave de notre malade.

D'où proviennent donc ces masses considérables expulsées spontanément ou retirées par la sonde, masses sans cesse renouvelées, se reproduisant pour ainsi dire au fur et à mesure que la sonde en enlève ? Avant de chercher à résoudre la question, nous voulons rapporter un exemple dans lequel cette production pouvait s'évaluer par litres.

OBSERVATION XXXII [1].

Dyspepsie ancienne. — Crises gastriques aiguës reparaissant chaque année ; vomissements copieux. — Dilatation simple de l'estomac ; lavage. — Hydrorrhée abondante produisant, en vingt-quatre heures, jusqu'à 10 litres de liquide quelquefois sanguinolent. — Crampes, algidité, état cholériforme succédant à chaque aspiration du contenu stomacal. — Déchéance rapide ; troubles psychiques. — Mort ; autopsie.

M. X... a toujours joui d'une excellente santé dans sa jeunesse. Malgré l'aisance de sa position, il se laissa absorber par des travaux de cabinet et ne tarda pas à devenir dyspeptique.

1. Observation communiquée par M. le professeur Bernheim à la Société de médecine, séance du 8 décembre 1880. (*Revue méd. de l'Est,* 1er février 1881.)

Dès l'âge de 30 ans, se manifestèrent des malaises, de la lourdeur de tête après les repas, etc., tous symptômes enfin caractéristiques de la dyspepsie ; les vomissements, toutefois, faisaient défaut. L'embonpoint fut conservé, aussi le patient ne changea-t-il rien à ses habitudes, se préoccupant peu de son état.

En 1870 (20 ans après le début de la maladie), à la suite de vives émotions, M. X... présenta tous les symptômes d'un ulcère de l'estomac ; tel fut du moins le jugement porté par les hommes de l'art, bien qu'il n'eût jamais eu d'hématémèse ou ressenti la douleur xiphoïdienne ou dorsale. Le régime lacté parvint à triompher des accidents et la santé redevint parfaite au bout de 4 mois.

De 1870 à 1875, il y eut chaque année récidive des accidents gastriques. Chacune de ces crises reconnaissait pour cause immédiate un écart de régime ou une vive préoccupation. Le début en était brusque et avait l'apparence d'une simple indigestion : liquides et solides étaient rejetés, l'inappétence était absolue ; des éructations fréquentes, des nausées précédaient le vomissement très-copieux en général, aqueux, à réaction fortement acide et ne laissant pas que de soulager énormément la malade. Il arrivait quelquefois que le vomissement fût suivi de crampes fort douloureuses dans les membres.

Le patient avait la sensation très-nette d'un liquide stagnant dans l'estomac et même il produisait à volonté le bruit hydro-aérique.

Au bout de deux mois de traitement par les pilules de glace et le régime lacté, l'abondance des vomissements diminuait et l'on pouvait dès lors commencer à alimenter le malade : la gelée de viande à dose progressive permettait d'arriver rapidement au bifteck.

Dès 1874, M. le D\u02b3 Bœckel, de Strasbourg, qui avait suivi l'évolution de la maladie, porta le diagnostic de dyspepsie avec dilatation de l'estomac sans lésion pylorique.

En 1876, lors d'un de ces accès aigus, l'aspiration du contenu stomacal et le lavage de l'organe à l'eau de Vichy furent exécutés avec la pompe de Kussmaül et suivant sa méthode. Deux évacuations journalières furent d'abord nécessaires tant le liquide était abondant, et plus tard une seule suffit pour ramener le retour à la santé, bien que la gravité extraordinaire des accidents eût assombri le pronostic. Le malade lui-même manœuvrait la pompe et prévenait le vomissement dès qu'il le sentait proche.

L'année 1877 apporte encore son contingent de souffrances que l'application de la méthode de Kussmaül jugule rapidement. Le patient, observateur intéressé, remarque qu'à mesure que l'amélioration s'accentue, la sonde pénètre moins profondément.

Les eaux de Tarasp (Suisse) et les ferrugineux (Saint-Maurice), administrés pendant la convalescence, semblent contribuer au rétablissement.

L'année suivante, M. X..., obligé de recourir de nouveau à l'évacuation stomacale et reconnaissant l'incommodité de la pompe de Kussmaül, imagine d'adapter au pavillon de la sonde en gomme un long tube de caoutchouc et à l'autre extrémité de celui-ci un entonnoir destiné à recevoir l'eau d'amorce de ce syphon improvisé.

Au commencement de 1879, des phénomènes exceptionnellement graves se déroulent : la sensation de plénitude de l'estomac est presque continue et coïncide avec une hydropisie réelle de l'organe, car, deux fois par jour, on en retire 4 à 5 litres de liquide grisâtre, acide, contenant parfois un dépôt noir analogue à de la suie. L'inappétence est presque absolue, le lait est le seul aliment qui soit toléré ; les rapports sont nidoreux et fréquents ; la constipation est opiniâtre.

L'embonpoint, jusque-là conservé, fait place à un amaigrissement progressif et rapide.

Le traitement produit encore une amélioration qu'une imprudence du malade vient enrayer dans son cours.

Les vomissements se montrent de nouveau : on a recours au syphonnement, on donne du sel de Karlsbad qui, à la dose d'une cuillerée à café, semble avoir une action favorable en diminuant l'excrétion aqueuse. L'électricité est essayée ; les courants continus n'ont qu'une faible action sur la contractilité stomacale ; les courants induits, au contraire, amènent une rétraction passagère avec passage bruyant des liquides et des gaz dans l'intestin. La tension épigastrique est diminuée après chaque séance.

Malgré tout, l'état général empire, l'émaciation s'accentue chaque jour. Les liquides retirés de l'estomac ont constamment une teinte noire ; après les évacuations un peu abondantes, surviennent des crampes douloureuses dans les mollets, de l'aphonie, du refroidissement des extrémités, un état de cholériforme.

Des troubles psychiques (idées de grandeur, irritabilité, manie etc.) apparaissent, puis une diarrhée profuse hâte l'échéance, fatale. Dès l'apparition de la débâcle intestinale, les vomissements cessent d'avoir lieu ; quant aux phénomènes d'excitation cérébrale, ils font place à un affaissement intellectuel qui précède la mort de quelques jours.

L'ouverture de l'abdomen a permis de constater que l'estomac recouvrait entièrement le paquet intestinal et descendait jusqu'au pubis et que le pylore était sain. Les parois étaient épaissies, la muqueuse hyperémiée.

Nous venons de voir un exemple dans lequel le chiffre du liquide trouvé dans l'estomac était monté jusqu'à 8 ou 10 litres dans les 24 heures. Qui peut donc fournir une masse aussi considérable ? Les ingesta liquides joints à la quantité normale de salive sécrétée sont loin d'atteindre pareil taux ; il est donc de toute nécessité de rechercher dans l'estomac lui-même la cause de cette excessive production. La dilatation des vaisseaux, démontrée par le microscope, semble être en rapport direct avec ce singulier phénomène : il y a véritable transsudation de la partie aqueuse du sang, en même temps qu'hypersécrétion du suc gastrique, ainsi que le témoigne l'hypertrophie des glandes. En somme, c'est un simple phénomène d'osmose, et la diminution de l'excrétion par le sel de Karlsbad donné à faible dose en est la meilleure preuve.

VOMISSEMENTS SANGUINS.

De cette transsudation séreuse à la filtration sanguine, il n'y a qu'un pas. Aussi peut-on voir cette dernière se produire dans la période terminale de la maladie ; il y a une véritable pluie de sang, une filtration des éléments figurés à travers les parois capillaires, c'est l'hémophilie de la muqueuse stomacale. L'observation précédente et l'observation XXXIII sont typiques à ce point de vue ; l'absence complète d'ulcération ne laisse aucun doute sur le mode pathogénique de l'hémorrhagie.

DÉSORDRES INTESTINAUX.

Les désordres des fonctions digestives ne portent pas uniquement sur l'estomac ; l'intestin lui-même révèle son état de souffrance.

CONSTIPATION.

La constipation est presque constante et revêt même souvent un caractère d'opiniâtreté remarquable. Dans tous les cas d'ampliation que nous avons eu sous les yeux, ce symptôme a été noté et nous avons même pu acquérir la conviction qu'il donne pour ainsi dire la mesure de l'état morbide de l'estomac. Souvent tenace et rebelle au traitement qu'on lui adresse, elle cède spontanément au fur et à mesure que l'estomac rentre dans la normalité de ses fonctions. Aussi tenons-nous ce signe comme fort important, eu égard aux éléments qu'il fournit au pronostic. Mais, ce qu'il faut élucider ici, c'est la valeur séméiologique de la constipation. Il s'en faut qu'elle se rattache directement à l'ectasie stomacale, attendu qu'on l'observe dans une foule de circonstances ; cependant, dans le cas particulier, elle fait comprendre que la péristaltique de l'intestin est intimement liée à celle de l'estomac.

DIARRHÉE.

La diarrhée se montre parfois ; elle n'est que la conséquence, dans la plupart des cas, de la constipation, de l'entérite provoquée par la présence des scybales, c'est une diarrhée paradoxale. Mais aussi elle peut être due à l'irritation provoquée par le contenu stomacal altéré et irritant, quand celui-ci est déversé dans l'intestin, ainsi que l'on peut s'en rendre compte par l'observation XXXII.

TROUBLES DE LA NUTRITION GÉNÉRALE.

Malgré le fonctionnement irrégulier de l'estomac, le travail d'assimilation s'effectue dans les mesures du nécessaire à la réparation de l'organisme, car les malades conservent le plus souvent leur embonpoint; cependant, au bout d'un temps variable et surtout lorsque l'ampliation est devenue extrême, on voit survenir l'amaigrissement.

La peau perd sa coloration rosée, le teint devient pâle, un peu terreux, jaunâtre, mais sans atteindre jamais la coloration jaune-paille franche, à moins que le carcinôme ne soit cause de la dilatation. Toutefois, il faut avouer que, dans certains cas, la distinction peut n'être pas facile et que le teint serait propre à faire tomber dans une erreur de diagnostic. Les muqueuses sont pâles, décolorées, conséquence pure et simple de l'anémie.

Les forces, longtemps conservées, subissent à la longue une déchéance qui devient rapide à la fin de la maladie; la démarche est alors lente, mal assurée, ce qui, joint à la pâleur et à la maigreur, concourt à donner aux malades l'aspect de tuberculeux parvenus à la dernière période, d'autant plus que les mouvements un peu rapides les mettent en état d'anhélation.

EXCRÉTION URINAIRE.

Au dire de Kussmaül[1], la quantité des urines subirait une diminution proportionnelle à l'abondance des vomissements et serait due à la diminution de l'eau du sang. Nous l'avons également observée, mais précisément chez des malades qui n'avaient pas ou peu de liquide dans l'estomac. Dans les ampliations extrêmes, ce point a échappé à notre observation;

1. *Arch. gén. de méd.*, 6ᵉ série, t. I.

mais dans un cas où l'estomac descendait jusqu'au-dessous de la crête iliaque (obs. XXXIX) et où il y avait des vomissements copieux, le malade nous a affirmé qu'il urinait comme d'ordinaire. Cependant, nous nous abstiendrons de porter un jugement sur ce point, puisque nous n'avons aucun fait à l'appui.

PHÉNOMÈNES NERVEUX LIÉS A LA DILATATION.

A côté de ces symptômes propres aux fonctions digestives et assimilatrices, il faut ranger une série de phénomènes nerveux qui en dépendent.

CRAMPES MUSCULAIRES.

Ceux-ci ont des manifestations variées et en premier lieu provoquent des désordres du côté des muscles de la vie de relation. Ce sont des crampes que nous avons vu affecter de préférence les muscles des mollets et des bras et qui reconnaissent comme cause la plus proche un vomissement ou une évacuation copieuse. Kussmaül, qui en avait remarqué la fréquence, les attribue à la prompte condensation du sang qui amène à sa suite le desséchement des muscles et des nerfs et les assimile aux crampes des cholériques. Nous nous rallions volontiers à cette théorie qui nous semble admissible.

ACCÈS ÉPILEPTIFORMES.

Il est un autre groupe de troubles nerveux relevant de désordres fonctionnels des centres médullaires et cérébraux. C'est ainsi que, dans l'observation suivante, nous avons vu le malade succomber après plusieurs accès épileptiformes.

OBSERVATION XXXIII [1].

*Dyspepsie ancienne ; estomac dilaté jusqu'au pubis. — Inappé-
tence, régurgitations, renvois fétides ; vomissements copieux ;
crampes. — Aspiration d'un contenu aqueux d'odeur insupportable ; lavage ; amélioration. — Rechute : vomissements incoercibles. — Délire ; accès épileptiformes répétés ; mort. —
Autopsie.*

Collin, Sébastien, 58 ans, tailleur d'habits, entre à l'hôpital
Saint-Charles, salle Saint-Roch, n° 7, dans le courant d'août 1880.

Cet homme souffre, depuis 15 ans, d'une dyspepsie avec régurgitations aigres, vomissements glaireux, douleurs épigastriques
accompagnées quelquefois de crampes ; il a des alternatives de
constipation et de diarrhée.

Depuis 18 mois, ces symptômes se sont aggravés : les vomissements glaireux et aqueux ont augmenté de fréquence, les crampes sont devenues plus douloureuses. Parfois les aliments ont été
rejetés avec les eaux, mais avec cette particularité remarquable
que ce n'étaient jamais ceux dont le dernier repas avait été composé. Jamais il n'y a eu de sang dans les matières vomies ni dans
les selles. Le travail de digestion s'accompagnait constamment de
météorisme, de renvois abondants et fétides, de flatulence. L'hygiène alimentaire était vicieuse.

L'appétit a diminué, mais aucun aliment n'augmente les malaises d'une façon spéciale.

A l'entrée du malade, on est frappé de sa maigreur extrême et
de son teint cachectique.

La langue, assez humide, est recouverte d'un enduit blanchâtre.

Le ventre est ballonné, le creux épigastrique effacé. La percussion donne une sonorité tympanique dans toute la partie supérieure de l'abdomen, de la matité au-dessus du pubis et dans la
fosse iliaque droite. La succussion produit un bruit de flot perceptible à distance et dont le malade a conscience depuis fort
longtemps.

---

1. Observation communiquée par M. le professeur Bernheim et recueillie
par MM. Henry, interne, et Ganzinotty, aide de clinique. (*Revue méd. de l'Est*,
1er février 1881.)

Le pylore, autant qu'on peut en juger, ne présente ni tumeur ni épaississement.

On porte le diagnostic de dilatation énorme de l'estomac avec accumulation de matières stercorales dans le cœcum (le malade n'a pas eu de selle depuis plusieurs jours).

A la visite du lendemain, on constate les mêmes signes de dilatation, mais la matité de la fosse iliaque droite a disparu à la suite d'une selle abondante provoquée.

On vide l'estomac au moyen du tube-syphon et on en retire trois litres de liquide aqueux, grisâtre, fétide, fortement acide, tenant en suspension des matières alimentaires divisées. Après cette opération, le patient se sent soulagé. La palpation, devenue plus facile, permet d'exclure l'idée de tumeur au pylore.

Chaque matin, on renouvelle l'aspiration du liquide dont la quantité extraite varie entre 1 litre et 1 litre et demi, puis on introduit de l'eau alcaline qu'on laisse séjourner pendant 5 minutes pour la retirer ensuite. Maintes fois, notre excellent ami J. Henry, a remarqué, en laissant écouler l'eau du 2ᵉ ou 3ᵉ lavage, que celle-ci, claire au début de l'écoulement, devenait trouble et mélangée de débris alimentaires à la fin de l'opération. Ce fait a trouvé son explication à l'autopsie, où l'on a pu se rendre compte que le tube n'avait jamais pénétré assez profondément pour vider le bas-fond de l'organe dilaté. Néanmoins cette évacuation, quoique incomplète, ne laissait pas que de soulager grandement le malade.

On institue en outre le régime lacté et on donne 0ᵍʳ,01 de nitrate d'argent en pilule.

Sous l'influence du traitement ainsi combiné, une amélioration notable se produit : les éructations et les régurgitations n'ont plus lieu que le matin, les digestions sont moins pénibles. Le patient se sentant mieux, commence à espérer en sa guérison, lorsque les 19 et 20 novembre les vomissements reparaissent avec une fréquence et une abondance plus grandes que jamais. La glace et les antispasmodiques ne peuvent rien contre eux.

Le 21 novembre, le malade se plaint de douleurs générales vagues, d'accablement, de céphalalgie frontale ; les vomissements continuent, il se produit un hoquet incessant. Cependant la température demeure normale.

La nuit est très-agitée ; subdélire.

Le 22, à sept heures du matin, sans cri initial, le malade perd connaissance ; il présente de la contracture des membres supérieurs, les bras sont accolés au tronc, les avant-bras, les poignets, les doigts sont fléchis ; le pouce gauche seul est inclus. Trismus sans écume à la bouche. A ces convulsions toniques, succèdent des mouvements cloniques dans les membres supérieurs ; la face se convulse, il y a des grincements de dents, du strabisme externe de l'œil gauche, de la contraction des pupilles, du nystagmus. Les membres inférieurs sont immobiles et non contracturés.

La respiration offre le type de Seyne-Stockes ; le pouls reste normal.

Puis arrive la résolution musculaire avec stertor et pâleur de la face qui retombe dans l'état de flaccidité ; le strabisme disparaît. Le patient pousse des gémissements entrecoupés par du hoquet et enfin, au bout d'une demi-heure, il recouvre connaissance, n'ayant nulle souvenance de ce qui s'est passé. On ne trouve aucune trace de morsure à la langue. Il éprouve une fatigue extrême.

Des attaques analogues se répètent à 9 heures, 11 heures et demie du matin, une heure et 4 heures du soir et à 5 heures, le malade succombe sans avoir repris ses sens depuis l'avant-dernière attaque.

Une heure après la mort, la rigidité est complète ; on remarque la flexion des orteils, quoique les membres inférieurs n'eussent pas semblé prendre part aux convulsions.

L'autopsie est faite 42 heures après la mort.

A l'ouverture de l'abdomen, on observe une ampleur remarquable de l'estomac qui atteint le pubis par sa grande courbure ; il recouvre tout le paquet intestinal qui est refoulé en arrière et dans les flancs. A gauche, le diaphragme remonte jusqu'au niveau de la 6ᵉ côte, et dans sa concavité se trouve logé le grand cul-de-sac de l'estomac.

L'orifice pylorique est caché sous la face inférieure du lobe gauche du foie où il a laissé son empreinte ; il est situé à $0^m,08$ au-dessous du cardia (Pl. I).

La petite courbure mesure $0^m,25$ de long et la grande atteint $0^m,67$.

L'organe étant extrait, on le trouve contenant 3 litres de liquide noir, couleur marc de café, présentant au microscope une grande quantité de sarcines, des granulations graisseuses, de l'amidon végétal, des globules sanguins.

La muqueuse est épaissie, molle, boursouflée, infiltrée de gaz par suite de la putréfaction, surtout vers la face postérieure qui est recouverte par places d'une matière noire ressemblant à de la suie. Dans sa partie correspondant à la face antérieure, elle offre une teinte ardoisée et, dans un point situé à peu près au milieu de cette face, on voit une petite érosion épithéliale de $0^m,002$ de diamètre, entouré d'un piqueté rouge.

La paroi stomacale est hypertrophiée et mesure dans sa partie moyenne $0^m,006$ d'épaisseur, dont $0^m,004$ pour la musculeuse et $0^m,002$ pour la muqueuse. La musculeuse va s'épaississant vers le pylore, mais cette orifice n'est nullement rétréci.

Les autres organes ne présentent aucune particularité notable, sauf le cerveau : on y remarque un peu d'œdème sous-arachnoïdien; les enveloppes se détachent facilement. Les artères de la base sont saines. Le tissu cérébral est anémié, mais on n'observe aucune altération des centres gris et du bulbe. Il y a peu de liquide dans les ventricules.

On peut voir, d'après la description de l'attaque, que celle-ci ne peut être rapprochée que de l'épilepsie essentielle bien qu'elle en eût différé par l'absence de cri initial, d'écume à la bouche, de morsure de la langue. Ces accès convulsifs résultent, sans aucun doute, d'une hypémie mésocéphalique à la suite de pertes séreuses et sanguines. Cette anémie des centres gris a du reste pu être constatée.

TROUBLES PSYCHIQUES.

Ce n'est pas seulement sur les parties centrales que porte l'insuffisance de circulation, mais aussi sur la zone périphérique dont les fonctions peuvent être troublées. Le champ de l'idéation étant en souffrance, la traduira au dehors par des paroles ou des actes désordonnés, un changement de caractère, une idée fixe, en un mot, un délire partiel ou total (obs. XXXII).

Rappelons encore les vertiges si fréquents dans les affections stomacales et que, pour cette raison, on a désignés sous le nom de *vertigo a stomacho læso*.

Si l'excitation cérébrale, ainsi que nous venons de le voir, se révèle quelquefois dans les actes volontaires, elle se traduit beaucoup plus souvent et de fort bonne heure pendant le sommeil. La suspension physiologique des fonctions du cerveau est incomplète ; le patient est agité par des rêves, tourmenté par des cauchemars affreux, si bien qu'au réveil il éprouve un sentiment de lassitude.

TROUBLES DE LA SENSIBILITÉ GÉNÉRALE.

A côté de ces troubles nerveux relevant d'une irritation de l'encéphale, on peut rencontrer des troubles de la sensibilité générale, des sensations subjectives plus ou moins pénibles qui ne laissent pas que de tourmenter grandement les malades et contribuent à les rendre hypochondriaques. C'est dans ces cas surtout que sont faciles les erreurs de diagnostic, car souvent, ceux qui en souffrent, s'attachent à faire une description exacte de ces sensations qu'ils ont longuement étudiées et omettent de parler de la maladie gastrique qui ne les fait que relativement peu souffrir.

L'observation suivante est fort instructive à cet égard.

OBSERVATION XXXIV[1].

Troubles de la sensibilité générale : sensibilité au grand air ; sensation de froid aux jambes et de poitrine glacée ; tiraillements dans les jambes et les bras ; céphalalgie, etc. — Dyspepsie ancienne. — Dilatation simple de l'estomac. — Amélioration par le lavage et le régime.

X..., curé près de Thionville, vient me consulter en juin 1881 et me raconte son histoire dans les termes suivants :

« J'ai 37 ans ; dès l'âge de 15 ans, j'avais des digestions pénibles avec un appétit excessif, une voracité. J'étais ballonné après

1. Observation communiquée par M. le professeur Bernheim.

les repas, j'avais des maux de tête violents et une constipation opiniâtre. Ces symptômes ont persisté pendant toute la durée de mes études.

« A partir de l'âge de 18 ans, je suis d'une sensibilité excessive au grand air ; mes jambes sont toujours froides.

A 21 ans, j'eus une sorte de sciatique à gauche, sans grandes douleurs, mais avec un sentiment de gêne et d'engourdissement dans cette jambe.

« A 22 ans, laryngo-bronchite avec extinction de voix presque complète qui a duré une ou deux années et a disparu lentement ; sensation continue de poitrine glacée avec une barre de fer en travers qui a diminué peu à peu. A cette époque, M. Scouteten me traita par des affusions froides et diagnostiqua un rhumatisme général.

« Les maux de tête disparurent à la fin de mes études, vers 25 ans ; les maux d'estomac ont toujours continué et se sont aggravés vers l'âge de 30 ans, à la suite de fatigues, jeûnes, courses nécessitées par mon ministère. J'étais en proie à un anéantissement général, je me traînais à peine ; je ne digérais plus. Les médecins ont reconnu de la gastralgie, de l'entéralgie ; plusieurs ont signalé un déplacement ou un engorgement du foie. D'autres (M. et H.) m'ont traité pour une névrose par l'hydrothérapie ; mais les essais d'eau froide m'ont assez peu réussi.

« Depuis, mon état a peu changé ; j'ai toujours des tiraillements dans les jambes et dans les bras ; j'ai toujours froid, même par les plus grandes chaleurs et suis vêtu comme en Finlande ; je ne puis supporter une fenêtre ouverte, puis soudain je suis couvert de sueurs. J'ai une pesanteur dans le ventre comme la sensation d'un foie trop gros. Si je mange un peu plus que d'habitude, je ressens des aigreurs et des lourdeurs d'estomac ; quand l'heure des repas est passée ou que j'ai froid, j'ai des fringales et des défaillances. Je supporte peu de vin, pas d'alcool ; je ne vomis pas ; je ne tousse pas. J'ai du dégoût pour le travail manuel, cela me fait mal à la région de l'estomac ; ma tête est lourde et distraite, je n'ai pas de goût pour l'étude. Je suis réduit à une vie valétudinaire et ruineuse, tout en remplissant mes devoirs comme je peux. La chaleur seule m'est agréable et me ranime. Souvent je me traîne à peine, d'autres fois je suis très-leste ; mais si je me force un peu, je reste anéanti pendant plusieurs jours. »

A l'examen de ce pauvre curé dont la vie n'avait été jusque-là qu'une longue série de souffrances, je constatai, outre l'amaigrissement et l'anémie, comme seule lésion, une dilatation évidente de l'estomac dont le bord inférieur arrivait à deux travers de doigt au-dessous de l'ombilic et clapotant nettement, peu douloureux à la pression. Le foie ne dépassait pas le rebord costal. Respiration et circulation normales.

Je prescrivis le régime habituel et appris au malade à se laver l'estomac. Le premier lavage fut fait par moi le 8 juin. Quatre jours après, le malade habitué à l'opération rentra chez lui.

Au bout de 2 mois, il n'y avait pas encore d'amélioration notable, mais, au bout de 4 mois, il revint me voir et son état était grandement meilleur. Il digérait mieux, se sentait plus fort physiquement et moralement et reprenait goût aux travaux intellectuels.

Après cette longue revue que nous venons de passer des signes fonctionnels, il faut reconnaître qu'il n'en est aucun qui, à lui seul, caractérise l'ectasie. Cependant, en les groupant tous ensemble avec leur juste valeur, ils se corroborent l'un l'autre, à tel point que, par leur concordance, on peut presque se trouver en droit sinon d'établir son diagnostic, du moins de garder une forte présomption en faveur de la maladie.

TYPES PRINCIPAUX SOUS LESQUELS SE PRÉSENTE LA MALADIE.

Telle étude des symptômes pris isolément et considérés surtout au point de vue de leur valeur séméiologique, ne laisse pas que de jeter une certaine confusion dans l'esprit du lecteur, aussi convient-il de compléter cette revue analytique en groupant les faits, les synthétisant de façon à les présenter dans leur ordre de succession pathologique et à reconstituer la maladie ainsi qu'elle se montre le plus souvent aux yeux de l'observateur.

Reconnaître un type unique dans lequel puissent être confondus tous les cas d'ectasie, tels qu'ils se manifestent, est tout à fait impossible, ce que la multiplicité des causes, ailleurs étudiées, laissait déjà pressentir; aussi, pour nous montrer conformes à la réalité, sommes-nous contraint de créer autant de cadres différents que la maladie présente de types tranchés. Cette division est évidemment ce qu'il y a de plus arbitraire, mais sa nécessité s'en fait sentir quand on veut faire un exposé méthodique des différentes formes sous lesquelles se présente la dilatation stomacale.

PREMIER TYPE. — ABSENCE DE SYMPTOMES FONCTIONNELS.

Dans un premier groupe, se rangent naturellement les ampliations dans lesquelles, l'intégrité des fonctions physiologiques de l'organe demeurant entière, les malades n'attirent en aucune façon l'attention du praticien vers le tube digestif. Seul, le hasard amènera à la découverte de cette ectasie quasi-physiologique; même le plus souvent, demeurera-t-elle méconnue et sera-t-il réservé à l'autopsie de la faire découvrir. Ainsi en fut-il chez deux de nos tuberculeux (obs. XVIII et XIX), l'examen nécroscopique laissa reconnaître l'ampliation; chez un autre sujet que l'on traita pour un emphysème pulmonaire avec bronchite capillaire chronique, on trouva après la mort, non sans grand étonnement, un estomac très-dilaté et descendant jusque dans la fosse iliaque gauche; le pylore était abaissé au niveau de la quatrième lombaire ([1]).

La connaissance de dilatations de ce genre n'offre évidemment qu'un intérêt tout à fait secondaire; cependant, de semblables exemples laissent à leur suite cet enseignement que, dans aucune circonstance, on ne doit négliger l'examen de l'estomac, pas plus qu'il ne convient de s'abstenir de l'inspection du cœur ou des poumons.

---

1. N° 82 du *Registre des autopsies* (Nancy, 1879-1880), 23 fév. 1880.

DEUXIÈME TYPE. — SYMPTÔMES NERVEUX PRÉDOMINANTS.

Il est rare, cependant, que les sujets porteurs d'un estomac dilaté n'accusent aucun trouble digestif; mais souvent, dans leur récit, ils n'accordent que peu d'importance à ces dérangements, tant ils sont pressés de faire une peinture fidèle d'autres souffrances qui leur sont plus pénibles et ne consistent la plupart du temps qu'en symptômes nerveux. Aussi, les malades de cette seconde catégorie sont-ils généralement envisagés comme névropathes, en raison des sensations multiples et variées qu'ils accusent, et sont traités comme tels (obs. XXXIV). C'est pourquoi nous ne saurions trop engager, dans ces cas où le diagnostic demeure assez obscur pour qu'on se voie obligé de prononcer le mot de névropathie, à recourir à l'examen attentif d'un organe dans lequel on trouvera bien souvent la source de malaises sans nombre.

TROISIÈME TYPE. — MANIFESTATIONS GASTRIQUES INTERMITTENTES.

Un 3e type, à manifestations intermittentes, comprend tous ces cas dans lesquels les sujets, bien portants d'ailleurs et témoignant d'une digestion habituellement facile, éprouvent de temps à autre des troubles gastriques aigus, spontanés ou provoqués par un écart de régime insignifiant (obs. XXXVI). C'est d'ordinaire à l'occasion d'une de ces crises intermittentes que le médecin sera mandé près du malade; celui-ci accusera une inappétence plus ou moins absolue, des renvois, des nausées, des vomissements copieux, une soif assez vive; cet état sera accompagné ou non d'un mouvement fébrile. En un mot, cette indisposition passagère, en tout semblable à un embarras gastrique de durée plus ou moins longue, devra faire songer à une ampliation de l'organe et motiver une exploration minutieuse.

QUATRIÈME TYPE. — TROUBLES GASTRIQUES HABITUELS.

D'autres enfin, et ceux-ci sont les plus nombreux, se présentent comme dyspeptiques depuis nombre d'années ; ils éprouvent constamment de la pesanteur et du gonflement épigastrique après les repas, se voient obligés de desserrer leurs vêtements dont la constriction les incommode ; ils souffrent, mais sans avoir de douleurs aiguës, ont des renvois, quelques régurgitations. Leur tête est lourde, ce qui les rend inaptes à tout travail intellectuel. Cet état de malaise indéfinissable les tient quelques heures durant, puis tout rentre dans l'ordre jusqu'au repas suivant.

Les nuits sont insomnieuses, agitées ; le sommeil est troublé par des cauchemars, si bien qu'au réveil le patient éprouve une très-grande lassitude.

Plus tard apparaissent l'inappétence partielle ou totale, puis les vomissements, rares d'abord, plus fréquents et très-copieux par la suite ; l'estomac devient le siége d'une sensation constante de plénitude que le malade attribue à une masse de liquide dont il perçoit le déplacement surtout quand il se retourne brusquement dans son lit.

Alors l'amaigrissement survient et avec lui la déchéance des forces, faiblesse croissante qui semble être en rapport direct avec l'abondance et la fréquence des vomissements qui caractérisent cette forme de la maladie. Ceux-ci peuvent devenir la cause occasionnelle de crampes fort douloureuses dans divers groupes musculaires et accablantes pour le malade.

Tels sont les aspects divers sous lesquels se présente la maladie, dont le dernier uniquement peut faire soupçonner l'existence d'une dilatation ; cependant les signes physiques seuls peuvent en donner l'assurance, c'est à la recherche de leur valeur séméiotique que nous allons à présent nous attacher.

Dimensions de l'estomac normal. — Distinction entre la dilatabilité et la dilatation. — Anatomie topographique clinique.

Avant de décrire les signes physiques propres à faire reconnaître l'ampliation, il est nécessaire d'assigner, si possible, des limites à l'estomac normal.

La science est loin de posséder des données précises à ce sujet et tous les auteurs reconnaissent la difficulté de résoudre la question; Adelon et Chaussier[1] résument l'opinion générale en disant que les variations de capacité sont telles que celle-ci est impossible à préciser. Sœmmering lui donne une contenance de 5 à 11 livres d'eau (2 litres et demi à 5 litres et demi) et Brinton 5 pintes ($2^l,835$). M. Bernheim a mesuré la capacité d'un estomac paraissant normal et a trouvé 1,200 centimètres cubes; suivant nous, ce mode de mensuration expose à des résultats erronés, surtout évidents en présence des données fournies par Sœmmering. Cette manière d'opérer, qui ne peut se faire que sur le cadavre, a le tort de donner la mesure de la dilatabilité et non celle de la capacité normale.

Prendre sur le cadavre les mesures de l'estomac en place semble de prime abord un moyen plus rigoureux. C'est ainsi que Beaunis et Bouchard[2] donnent $0^m,12$ comme étendue moyenne à la petite courbure et de $0^m,30$ à $0^m,35$ à la grande.

Nous avons ainsi pratiqué des mensurations chez 28 sujets morts d'affections diverses, au hasard des autopsies, toujours chez des adultes. Notre moyenne générale est un peu supérieure à la précédente: $0^m,15$ pour la petite courbure et $0^m,40$ pour la grande; il faut ajouter que nos mesures ont été prises, pour la plupart, sur l'organe en place. Mais les variations individuelles sont si grandes que l'on éprouve en

1. *Dict. des sciences méd.*, t. XIII, p. 338.
2. *Nouveaux Éléments d'anat. desc.* 1868, p. 717.

réalité un grand embarras à dire quelles sont les limites normales de l'estomac. Outre cela, l'ampleur varie suivant les pays, et, à ce sujet, M. le professeur Morel, qui a fait ou assisté à des autopsies sans nombre, nous a dit avoir toujours trouvé les estomacs qu'il a vus à Nancy beaucoup moins développés que ceux qu'il avait eu l'habitude de voir à Strasbourg. Cela tient sans doute au régime alimentaire local.

Si, au point de vue anatomo-pathologique, ces données peuvent avoir de l'intérêt, celui-ci se trouve bien amoindri quand on envisage la question sous le rapport clinique.

Force est donc, puisque les écarts dans les dimensions normales sont si grands qu'il est impossible anatomiquement de dire où commence l'ampliation, de recourir à un autre moyen. Avant tout, il importe de ne pas confondre dilatation avec dilatabilité. Tout estomac normal est dilatable et susceptible de recevoir dans sa cavité une masse alimentaire plus ou moins grande. Or, examiné dans ces conditions, on pourra le croire atteint de dilatation morbide ; mais, qu'on l'examine quelques heures plus tard, il sera revenu sur lui-même et la place qu'il occupait naguère sera reconquise par l'intestin. C'est par le jeu de deux puissances, l'une passive, l'extensibilité, l'autre active, la contractilité, que ces changements se sont produits. Cette expansion, qui n'est que passagère et passive, constitue la dilatabilité. Si, au contraire, la limite inférieure de l'estomac est abaissée et qu'elle ne remonte plus dans l'intervalle des repas, il est dilaté. La dilatabilité ne dure que quelque temps, la dilatation, au contraire, est permanente.

Il suffira donc au clinicien de constater l'abaissement de l'estomac à des intervalles variables après le repas pour être en droit de conclure à un état morbide. Nous insistons intentionnellement sur ce point que, pour éviter les erreurs, il convient de répéter l'examen aux différentes heures de la journée.

Examinons maintenant les rapports qu'affecte l'estomac normal avec les parois de l'abdomen et la cage thoracique qui seules peuvent permettre l'exploration de l'organe. C'est au titre de préliminaire obligé de l'anatomie pathologique et de l'étude des signes physiques de la dilatation que nous accorderons à l'anatomie topographique une place dans notre travail, nous contenant dans les limites que comporte l'examen clinique pur.

La région que nous appellerons prégastrique présente deux parties bien distinctes au point de vue de l'exploration : l'une, que nous désignerons par le terme d'hypochondriaque, accessible seulement à la percussion ; l'autre épigastrique, permettant d'exercer la percussion, la palpation, la succussion. Nous ne parlons pas de l'auscultation qui n'est que rarement appliquée à l'estomac.

La première zone, hypochondriaque gauche, répond au grand cul-de-sac de l'estomac, séparé du doigt par la partie inférieure de la cage thoracique, le diaphragme seulement pendant l'expiration forcée ; alors, on peut obtenir la sonorité stomacale jusqu'au 5e espace intercostal et jusqu'à la ligne axillaire gauche. Mais, dans l'inspiration, le diaphragme s'abaissant, en même temps que le bord inférieur du poumon s'insinue entre lui et la cage thoracique, la sonorité stomacale est un peu masquée et nécessite une percussion plus forte pour être mise en évidence ; de plus, elle n'est plus produite qu'à partir du 6e espace.

Dans la région épigastrique, la grande courbure ou la face antéro-supérieure de l'estomac est appliquée immédiatement contre la paroi abdominale, mais elle ne dépasse guère le rebord costal dans l'état de vacuité, tandis que dans l'état de réplétion, elle se rapproche de l'ombilic. Alors, la palpation en devient possible. La partie gauche de l'épigastre affecte presque seule des rapports avec l'estomac, tandis que la partie qui se trouve à droite de la ligne médiane ne répond qu'à une très-faible étendue, dans le point le plus voisin du pylore caché sous le foie.

Le côlon transverse se trouve immédiatement au-dessous et un peu en arrière de la grande courbure, circonstance d'autant plus utile à connaître qu'elle est capable de faire tomber dans de grossières erreurs le clinicien qui la méconnaîtrait.

L'ampliation normale se fait par abaissement de la grande courbure et en même temps par une sorte de rotation de l'organe autour de ses orifices pris comme points fixes, et a pour effet de mettre la face antérieure en rapport avec l'épigastre.

Telle est la disposition habituelle et que, pour ce motif, on décrit comme normale ; mais il en est une autre assez fréquente pour mériter une mention toute spéciale, nous voulons dire la situation oblique et même verticale, dans laquelle le pylore est situé très-bas par rapport au cardia et se rapproche plus ou moins de l'ombilic. L'inclinaison ordinaire, représentée par une différence de niveau de $0^m,04$ à $0^m,06$ entre les orifices, est quelquefois tellement exagérée que tous deux se trouvent sur une même ligne verticale, si bien que l'estomac, logé tout entier dans la partie gauche de l'abdomen, a perdu sa forme de cornemuse pour prendre celle d'un cylindre ; les deux courbures sont devenues presque rectilignes et parallèles. Nous avons rencontré pareille disposition, plus ou moins accentuée, 5 fois sur un total de 28 autopsies, soit environ dans le $\frac{1}{5}$ des cas.

Des changements macroscopiques survenus dans l'estomac dilaté, et des rapports nouveaux qu'il affecte avec la paroi abdominale et les principaux viscères.

L'amplification se fait aux dépens de la grande courbure, et en cela nous sommes d'accord avec tous les auteurs ; mais comme celle-ci ne peut se développer en avant, par suite de la résistance qu'elle rencontre dans la paroi abdominale, elle doit s'abaisser et devenir la partie la plus déclive de l'organe. La face autrefois antéro-supérieure est alors franchement antérieure et s'applique contre la partie profonde de la sangle abdominale, dans une étendue variable suivant le degré de l'ectasie.

La petite courbure, au dire de certains auteurs, garderait ses dimensions normales. Nous nous inscrivons en faux contre cette assertion qui a pu être vraie dans quelques cas particuliers, mais qu'on doit se garder de généraliser. Au contraire, nous l'avons vue toujours amplifiée, ainsi que l'on peut s'en convaincre en jetant un coup d'œil sur notre planche I. La partie la plus déclive de la courbe atteint l'ombilic, les orifices ayant gardé leur situation ordinaire, et cette courbure mesure $0^m,25$, chiffre qui se passe de commentaires. Dans les estomacs dilatés des tuberculeux, elle avait également pris du développement, et, bien que ces ampliations ne fussent point extrêmes, nous l'avons vue atteindre jusqu'à $0^m,20$. Pour ce qui est de la grande courbure, nous l'avons vue aller jusqu'à $0^m,67$ (obs. XXXIII). Un fait que l'on doit noter, c'est que, dans ce dernier cas, le grand cul-de-sac avait presque disparu et n'avait pas plus d'ampleur que le reste de l'organe.

Quant aux orifices, nous n'avons observé aucun changement dans leurs rapports. Pour ce qui est de leur prétendu tiraillement avec rétrécissement en boutonnière, ou encore de la coudure brusque du duodénum à l'union de sa 1re et de sa 2e portion, nous n'en avons jamais reconnu l'existence.

Ainsi amplifié, l'estomac a conquis des rapports nouveaux : en contact direct avec la paroi de l'abdomen, depuis le flanc gauche jusque dans une étendue variable du flanc droit, il se trouve accessible aux différents procédés d'exploration.

Quant aux autres viscères, ils sont plus ou moins déplacés : la masse de l'intestin grêle est refoulée dans les gouttières vertébrales et le flanc droit, ainsi qu'on peut le voir sur notre planche. Quant au côlon transverse, il est abaissé en même temps que l'estomac et situé en arrière de lui.

Des signes physiques propres à faire reconnaître la dilatation.

L'inspection, outre les renseignements qu'elle fournit sur l'habitus extérieur du malade, permet d'apprécier les changements survenus dans la configuration de l'abdomen.

CHANGEMENTS DE FORME DE L'ABDOMEN.

Chez un sujet sain, l'épigastre est déprimé ; dans la dilatation, au contraire, surtout dans les degrés peu avancés, il peut être effacé et même saillant, si bien que l'estomac se dessine pour ainsi dire à travers la paroi abdominale. Nous avons vu un exemple de ce genre fort remarquable en ce sens que la voussure épigastrique a suffi pour imposer d'emblée le diagnostic d'ampliation.

OBSERVATION XXXV [1].

Dyspepsie ancienne ; pesanteur et gonflement de l'épigastre après les repas ; sensation d'une masse d'eau séjournant dans le ventre. — L'estomac dilaté se dessine nettement sur la paroi abdominale.

Antoine, François, âgé de 43 ans, d'une constitution assez bonne, aurait eu trois fluxions de poitrine dans sa jeunesse.

Son père serait mort d'une maladie de l'estomac ? Sa mère, quoique âgée, est encore bien portante.

A..., de santé habituellement bonne, ne s'est jamais livré aux excès de table ou de boissons. Ses repas se composent, comme à la campagne, de légumes, de lard et d'un demi-litre de vin ; rare-

1. Observation personnelle.

ment la viande paraît sur sa table. Aussitôt après avoir mangé, il reprend ses occupations de tailleur d'habits.

Depuis une quinzaine d'années, il rend presque chaque jour des eaux glaireuses, filantes et amères, exceptionnellement des matières alimentaires ; ces vomissements, très-pénibles, surviennent en général trois heures après le repas de midi et, si celui-ci a été composé de lard, la quantité d'eaux rendues est bien plus abondante, les efforts sont plus grands et suivis d'accablement.

Une sensation continuelle de pesanteur à l'épigastre avec gonflement de la région pendant une heure existe depuis deux ans.

Il y a un an que le patient accuse des rapports acides pendant toute la durée de la digestion stomacale et des régurgitations d'un liquide amer chaque fois qu'il se courbe pour travailler ; il se plaint en outre de dyspnée dans les quelques heures qui suivent le repas. Le gonflement épigastrique est tel qu'il doit relâcher ses vêtements dont la constriction lui est insupportable.

En août et septembre 1880, ce furent des crampes douloureuses d'estomac revenant chaque soir vers 5 heures et accompagnées de sensation de faim ; il lui suffisait de prendre quelque aliment pour calmer ces souffrances.

Depuis l'apparition du gonflement épigastrique permanent, il y a environ un an, le malade eut chaque soir en se couchant la sensation de déplacement d'un liquide, ce qui lui faisait dire qu'il avait *une boule d'eau dans le ventre ;* à chaque changement brusque de position, il percevait un bruit de glouglou également entendu par ceux qui l'entouraient.

L'appétit néanmoins ne subit aucune modification appréciable. Il eut quelques alternatives de constipation et de diarrhée, mais en général le patient avait une garde-robe par jour. La sécrétion urinaire est demeurée normale et l'embonpoint s'est conservé.

Au commencement de novembre 1880, A... vint me demander conseil sur son état.

La langue était un peu sèche, étalée, blanchâtre.

Je constatai une voussure énorme de l'épigastre jusqu'au niveau de l'ombilic, tranchant si bien sur le reste de l'abdomen que je ne pus m'empêcher de la rapporter de suite à l'estomac dont elle représentait exactement la forme. La grande courbure arrivait à l'ombilic où existait une zone de submatité, tandis qu'au-dessus la percussion donnait un son tympanique très-franc. La pression, indolore d'ailleurs, révélait une rénitence remarquable comme celle que donne un coussin à air.

En saisissant l'estomac entre mes mains et imprimant une succussion brusque, j'obtins un magnifique bruit de flot parfaitement saisi par de témoins étrangers à l'art.

La palpation attentive de la région pylorique ne me révéla la présence d'aucune tumeur ou épaississement.

Ces divers moyens d'exploration étaient presque superflus tant l'estomac se dessinait bien sur la paroi abdominale.

Complétement convaincu de l'existence d'une dyspepsie ancienne avec dilatation consécutive, je conseillai au malade de se soumettre à un régime : à midi, viande rôtie bien divisée et potage ; le soir, laitage ; vin avec modération et toujours coupé d'eau. Abstention complète de légumes. — Pastilles de charbon n° 4 avant le principal repas, dans le but de diminuer la tension gazeuse.

Le 16 décembre, nous recommandons notre malade à la bienveillance de notre honoré maître, M. le professeur Bernheim qui, après un examen approfondi, adopte nos conclusions.

A... s'est senti amélioré depuis qu'il s'est soumis au régime. Mais l'estomac, quoique moins distendu, descend toujours à l'ombilic, à $0^m,16$ au-dessous de l'appendice xiphoïde. La sonorité tympanique de la grosse tubérosité remonte jusqu'à la 7e côte sur la ligne mamillaire gauche, tandis que la sonorité de la partie avoisinant le pylore disparaît sous le foie qui a ses dimensions normales. La succussion ne donne lieu à aucun bruit, le malade n'ayant pris qu'une tasse de lait 5 heures auparavant.

On ordonne : phosphate de chaux ($0^{gr},50$) à prendre avant le repas.

J'ai revu par la suite A... qui continue à se bien porter et ne ressent plus que rarement des malaises après les repas.

Mais il est rare d'observer une voussure aussi grande; dans ces cas, elle témoigne d'une distension due en grande partie à la formation exagérée de gaz. Toutefois, ce signe pourrait induire en erreur si on avait affaire à un sujet obèse qui, lui aussi, présenterait une saillie épigastrique séparée par un sillon du reste de l'abdomen ; pareille méprise serait facile à reconnaître.

Le plus souvent, la dépression normale est seulement effacée ; mais elle peut également se présenter dans son état ordinaire, tout en coïncidant avec une ampliation stomacale. Alors celle-ci a déjà acquis un développement énorme. C'est dans ce dernier cas que, le sujet étant debout, le côté gauche de l'abdomen peut être plus soulevé que son congénère ; remarquons toutefois que pareille asymétrie est rarement appréciable.

PALPATION.

La palpation ne peut être pratiquée avec succès que grâce au relâchement absolu des parois abdominales ; elle permet alors de se renseigner sur la sensibilité généralisée ou localisée dans un des points de la région. La douleur qu'elle réveille est le plus souvent locale et occupe soit l'hypochondre, soit les environs de l'appendice xiphoïde. On peut aussi constater les mouvements péristaltiques s'ils existent, mais nous devons dire que nous ne les avons jamais surpris. Malgré cela, nous sommes tout disposé à les admettre puisque Kussmaül les a signalés ; mais nous croyons qu'il faut garder une sage réserve sur ce point, reconnaissant avec Ziemssen et Laube qu'on peut se laisser donner le change par les mouvements intestinaux.

La perception d'un plan lisse plus ou moins étendu et rénitent est une donnée des plus importantes fournies par la palpation qui renseigne aussi sur la présence ou l'absence de tumeurs de la paroi antérieure ou du pylore.

FLUCTUATION.

On peut également rechercher la fluctuation soit de la façon ordinaire, soit par le procédé employé pour l'exploration des tumeurs liquides de l'abdomen. Mais, d'une façon générale, ce mode d'exploration n'apporte que peu d'éléments au diagnostic.

SUCCUSSION.

La succussion hippocratique appliquée à l'estomac donne lieu au bruit hydro-aérique s'il existe du liquide dans cette cavité amplifiée. Un autre mode de succussion consiste dans les secousses brusques et brèves imprimées au diaphragme et aux muscles abdominaux par le sujet lui-même. Ce signe, que certains auteurs considèrent comme pathognomonique de la dilatation, n'est, à notre avis, rien moins que trompeur. D'abord on le produit chez presque tous les sujets après l'ingestion de liquide, ainsi que nous l'avons observé maintes fois chez les malades du service. Nous-même nous sommes mis en expérience à ce sujet et avons mis à contribution plusieurs de nos amis ; ce bruit de glouglou s'est toujours rencontré facilement pendant plusieurs heures après le repas ou immédiatement après l'ingestion de deux verres d'eau. Nous avons même vu une dame fort nerveuse, portant son attention vers son estomac qu'elle disait être noyé, et qui reproduisait à volonté ce bruit de flot ; les autres signes cependant nous firent rejeter la dilatation.

BRUIT DE FLOT, DE GLOUGLOU.

S'il s'en faut que bruit de flot doive être considéré comme synonyme d'ectasie, il est cependant certaines circonstances spéciales dans lesquelles sa production acquiert une grande valeur séméiologique, c'est lorsque cette constatation a lieu à intervalle très-éloigné des repas, alors que la digestion stomacale devrait être accomplie, et notamment le matin au réveil.

Nous avons tenu à nous rendre compte des conditions favorables à la production de ce bruit. Dans ce but, en pratiquant le lavage d'un estomac dilaté jusqu'à l'ombilic, nous avons introduit l'eau par quantité de 100 centimètres cubes; nous allons rapporter *in extenso* cette observation dans laquelle sont consignés nos résultats.

OBSERVATION XXXVI [1].

Dyspepsie ancienne avec accès douloureux intermittents. — Vous-sure épigastrique dessinant les limites de l'estomac dilaté. — Bruit de flot manifeste.

Hérard, François, a aujourd'hui 23 ans et travaille dans une fabrique de sacs. Suisse d'origine, il a mené une vie nomade.

En 1874, il était employé dans une épicerie à Pesth (Hongrie) et, suivant l'usage du pays, usait immodérément d'une nourriture assaisonnée par du paprika, condiment analogue au piment; en outre, il buvait beaucoup de bière.

C'est alors qu'il eut à souffrir d'une douleur pongitive limitée en un point circonscrit au-dessous de l'appendice xiphoïde, sans irradiation dorsale; en même temps, il éprouva une grande lassitude. Les fonctions digestives cependant n'étaient pas dérangées, il n'existait ni pyrosis, renvois ou vomissements. Au bout de trois mois, la douleur disparut et les forces revinrent.

Il travaillait à Vienne en 1875 quand il eut à souffrir de nouveau; par la suite, chaque année et à peu près à la même époque des accidents analogues se manifestèrent.

Depuis trois mois la douleur est réapparue et dure encore; elle a son siége immédiatement au-dessous de l'appendice xiphoïde et occupe l'étendue d'une pièce de deux francs. Elle revêt le caractère d'une brûlure profonde se calmant par le repas pour revenir quelques heures après. La bouche donne une sensation d'amertume, mais il n'existe ni crampes, ni pyrosis, régurgitations ou vomissements. Les selles sont régulières et normales; cependant depuis huit jours elles seraient teintées de sang et fétides.

Bien que l'appétit soit conservé, le patient prétend maigrir depuis un mois; depuis trois semaines il éprouve des vertiges fréquents surtout après avoir mangé.

---

1. Observation personnelle.

H..., qui n'a jamais vu aucun médecin, se présente le 6 mars à la consultation externe de l'hôpital Saint-Charles où nous sommes appelé à le voir par M. le professeur Bernheim.

De constitution primitivement bonne, il n'est pas très-amaigri, mais a la face pâle.

A l'épigastre se montre une voussure qui, à première vue, dessine la forme d'un estomac dilaté jusqu'à un travers de doigt au-dessous de l'ombilic. La succussion donne lieu au bruit hydro-aérique.

Un son tympanique profond, étendu du 6e espace intercostal jusqu'à un travers de doigt au-dessous du nombril sur la ligne axillaire gauche et jusqu'à l'ombilic sur la ligne médiane, marque parfaitement les limites de l'estomac et tranche nettement avec le son intestinal qui est plus bref et à timbre plus aigu.

Le tube de Faucher étant introduit, à sa faveur on retire environ 100 centimètres cubes de liquide (café) jaunâtre, sans odeur particulière, ne contenant pas de sarcines. On lave l'organe à l'eau simple d'abord, puis à l'eau de Vichy et, pendant cette opération, on reproduit à volonté le bruit de flot ; après l'évacuation, la succussion ne donne plus aucun résultat.

Ce simple lavage a pour effet de faire cesser définitivement la douleur épigastrique.

Lorsque le patient se représente à la visite du 8 mars, on constate encore la voussure ainsi que la différence de sonorité quand on percute au-dessus et au-dessous de l'ombilic. Les limites de la voussure épigastrique et celles dans lesquelles on produit le clapotement concordent si bien avec la sonorité tympanique qu'il est impossible de ne pas assigner le nombril comme point précis où arrive la grande courbure.

On extrait par le syphonnement 200 centimètres cubes de café au lait dont l'odeur n'est pas modifiée.

Nous introduisons l'eau destinée au lavage par quantités de 100 centimètres cubes, dans le but de rechercher les conditions dans lesquelles se produit le plus facilement le bruit de flot, et nous obtenons les résultats suivants : il faut 150 à 200 centimètres pour le percevoir ; de 200 à 1,200 centimètres cubes, il est éclatant et devient perceptible à une grande distance ; de 1,200 à 1,500 centimètres cubes, il faut rapprocher l'oreille pour l'entendre. Mais, dès qu'on cherche à dépasser cette quantité, non-seulement il n'est plus ouï, mais le malade commence à se plaindre.

Le 14 mars, on lave de nouveau à l'eau de Vichy.

Le 18, le bruit de flot est assez obscur, bien qu'on retire 300 centimètres cubes de matières; mais celles-ci étant de consistance pâteuse, on se rend parfaitement compte de l'obstacle qu'elles apportent à la recherche de ce signe. Une nouvelle lixiviation est pratiquée.

H... se trouvant beaucoup mieux, le symptôme douleur et les vertiges qui l'obsédaient ayant cessé, ne reparaît plus à l'hôpital.

Il ressort de l'histoire du précédent malade que le bruit de glouglou dépend de l'ampleur de l'estomac et de ses rapports avec la quantité de liquide qu'il contient; enfin, la densité ou plutôt la cohésion du contenu joue un rôle important.

CLAPOTEMENT.

Indépendamment du bruit hydro-aérique, de glouglou, de flot, qui s'obtient par succussion du tronc tout entier ou de l'estomac saisi entre les mains comme on le ferait d'un vase à demi rempli d'eau, on peut produire un bruit de nature différente, plus bref, à timbre plus aigu, semblable à celui que donnent les petites vagues venant frapper une nacelle en marche et auquel, pour cette raison, on a donné le nom de clapotement.

Il résulte d'une ondulation provoquée à la surface du liquide par un choc rapide imprimé à la paroi stomacale. Pour le rechercher, il convient de faire placer le malade dans le décubitus dorsal, de façon à mettre les muscles abdominaux dans le relâchement ; alors, en déprimant vivement la paroi stomacale, on parvient à donner lieu au clapotement. Pour qu'il soit perçu avec netteté, il est nécessaire que la nappe liquide occupe une assez grande surface, circonstance qui lui donne une certaine valeur au point de vue diagnostique.

Par ce moyen, on arrive assez aisément à délimiter l'étendue de l'organe.

Ces deux phénomènes physiques, bruit de flot et clapotement, diffèrent en ce que le premier tient à l'ébranlement de toute une masse liquide et de sa collision avec des gaz, tandis que, dans le second, la couche superficielle seule est mise en mouvement par une sorte d'ondulation.

Il faut savoir encore que la succussion expose à des méprises grossières et peut faire rapporter à l'estomac un bruit hydro-aérique se passant dans le côlon transverse; nous reviendrons sur ce point à propos des erreurs de diagnostic.

PERCUSSION.

La percussion produit une sonorité tympanique à la partie supérieure de l'abdomen, étendue depuis le sixième espace intercostal gauche et se continuant vers le bas où lui fait suite une zone de submatité marquant le point déclive de l'organe. Cette matité, dépendant de la présence d'un liquide dans la cavité gastrique, sera d'autant plus étendue et compacte que la quantité de ce dernier sera plus grande. Mais s'il fait défaut, on pourra toujours en introduire soit par déglutition, soit artificiellement par la sonde. Il est facile de comprendre que le décubitus dorsal n'est pas favorable à cette recherche, tandis que la position verticale, en collectant le liquide à la partie déclive qui se trouve être la grande courbure et en l'appliquant pour ainsi dire contre la paroi abdominale, en rend la constatation plus facile. L'observation suivante est démonstrative à cet égard.

OBSERVATION XXXVII[1].

*Accidents gastriques aigus passagers. — Régurgitations amères et
pyrosis habituels. — Dilatation simple de l'estomac, dont
l'étendue est facile à reconnaître par la percussion.*

M. Hibler, employé de commerce, s'est engagé à 18 ans et a
été envoyé en Afrique. Il eut à souffrir des atteintes de la fièvre
intermittente pendant deux ans ; renvoyé en convalescence pour
anémie et palpitations de cœur, il reçut son congé de réforme au
même titre.

Sa santé se rétablit rapidement après son retour en France et,
pendant six ans, il se porta à merveille. Les fonctions digestives
ne laissaient rien à désirer, cet homme, médiocrement viveur,
étant très-sobre quant aux boissons.

Il y a deux ans, sans cause connue, il eut un embarras gastrique aigu caractérisé par de l'anorexie, des renvois aigres, des
vomissements alimentaires et bilieux. Son état était redevenu satis-
faisant quand, deux mois après, au milieu de la nuit, il fut pris de
coliques avec diarrhée (15 selles) et de vomissements liquides
très-copieux (5 à 6 cuvettes). Le lendemain, tout était rentré dans
l'ordre.

Depuis cette époque, les digestions sont assez bonnes ; seulement, chaque matin il a des régurgitations glaireuses très-amères,
avec sensation de brûlure le long de l'œsophage, pendant l'heure
qui suit son lever. Chaque soir en se couchant, il ressent des
gargouillements abdominaux.

H... s'abstient de toute nourriture avant midi, heure à laquelle
il prend son repas ordinaire. La plupart du temps, son déjeuner
n'est pas suivi de malaise gastrique ; mais, une ou deux fois par
mois, le patient est pris, vers une heure et demie du soir, d'une
sensation de vertige qui dure de dix minutes à un quart d'heure.
Les digestions du soir sont normales, les nuits bonnes.

Le 3 décembre 1880, H... se présente chez M. le professeur
Bernheim, se plaignant d'avoir sans cesse depuis huit jours des

---

1. Observation communiquée par M. le professeur Bernheim à la Société de
médecine de Nancy, séance du 8 décembre 1880. (*Revue méd. de l'Est*, 1er février 1881.)

nausées, des régurgitations glaireuses, de l'inappétence. Pas de renvois, de gastralgie ou de crampes ; garde-robes normales.

Le malade est d'une stature élevée, d'un tempérament sec, de constitution forte, non délabrée. Son embonpoint est conservé.

La langue, rosée, humide, se présente avec son aspect habituel. Pas de mouvement fébrile.

Le creux épigastrique est légèrement soulevé par l'estomac distendu et se dessinant jusqu'à l'ombilic ; à la palpation, on perçoit une rénitence toute spéciale.

· La percussion rend un son éclatant jusqu'au nombril, quand le malade est étendu sur le dos ; au-dessous, le son prend un autre caractère qu'il conserve dans tout le reste de l'abdomen ; aucune partie n'est mate. Mais, dans la position verticale, il existe, au niveau de l'ombilic et un peu à gauche, une zone de matité à convexité inférieure, dessinant parfaitement bien la grande courbure stomacale.

La succussion donne lieu au bruit de flot.

Le lendemain matin, sur les instances de M. Bernheim, le malade se présente à l'hôpital où l'on évacue et lave l'estomac au moyen du syphon. H... n'ayant rien pris depuis la veille au soir, on ne retire que la valeur d'un verre de liquide acide contenant du mucus, de la bile et quelques débris de viande.

On ordonne le régime alimentaire et conseille au malade de prendre 1 gramme de phosphate de chaux avant chaque repas.

Le 7 décembre, il se présente de nouveau chez M. le professeur Bernheim, disant avoir souffert de pesanteur après les repas, de renvois, de régurgitations alimentaires et de crampes passagères ; le matin même, il aurait rendu 1 litre de liquide.

L'estomac garde le même degré d'ampliation et laisse produire un bruit de glouglou dont le malade a conscience.

Le 12, H... accuse une notable amélioration ; il n'a plus vomi et ne se plaint plus que de quelques régurgitations aigres le matin.

L'organe ne contient pas de liquide et se montre moins tendu ; il arrive toujours à l'ombilic. H... cesse de venir à l'hôpital.

On ne saurait trop multiplier les expériences à ce sujet, en faisant prendre au malade le décubitus latéral, droit ou gauche, ou profitant des lavages auxquels on peut le soumettre. Nous reviendrons plus loin à cette étude.

Il est important, en outre, de procéder de deux manières à la percussion. La percussion forte ne permet pas toujours à l'oreille d'apprécier la différence entre le son stomacal et le son intestinal. Il suffit alors de percutter aussi légèrement que possible et on obtient toujours un son au niveau de l'estomac, tandis qu'il cesse de se produire quand on arrive en regard de l'intestin. Ce procédé ne nous a jamais été infidèle toutes les fois que le premier nous avait laissé dans le doute.

Un autre expédient, recommandé par Ziemssen, nous a également bien réussi (obs. IV), c'est l'usage du soda-powder. L'acide carbonique se dégageant dans la cavité stomacale la distend un peu et en modifie les conditions de résonnance ; le son prend en général un timbre plus aigu, devient tympanique, tandis que la sonorité intestinale demeure ce qu'elle était auparavant.

AUSCULTATION.

L'auscultation peut, ainsi que l'a annoncé Luton (*loc. cit.*), faire entendre le bruit de chute du liquide dégluti, ou bien encore le gargouillement auquel donne lieu l'insufflation au moyen d'une sonde œsophagienne plongeant dans le contenu stomacal. Avec le tube de Faucher, nous avons reproduit avec facilité ce gargouillement en versant, d'une façon brusque, de l'eau dans l'entonnoir de manière à chasser dans l'estomac une partie de l'air emprisonné dans le tube.

L'exploration médiate, ainsi que nous venons de le voir, peut encore prêter le flanc à l'erreur, car elle exige parfois beaucoup de finesse d'exécution ; aucun des procédés de cette méthode ne peut être considéré comme fournissant un signe réellement pathognomonique de dilatation, puisque, jusqu'à présent du moins, nous n'avons trouvé encore aucun caractère propre à l'ectasie. Cependant, par leur concordance, ces différents symptômes se corroborant l'un par l'autre, l'explorateur sera en droit de poser en toute sécurité son diagnostic. Leube, à notre avis, s'est montré trop sceptique en leur refusant tout crédit.

PROCÉDÉS D'EXPLORATION DIRECTE.

Cette incrédulité à l'égard des résultats offerts par l'exploration médiate donna naissance à une autre méthode exploratrice propre à fournir de prime abord des renseignements certains, ce qui devait lui assurer une valeur incontestable; nous verrons par la suite comment il convient de la juger. Nous voulons parler de l'exploration directe, immédiate, qui consiste à sonder la cavité gastrique pour en reconnaître l'ampliation.

SONDAGE SIMPLE OU COMBINÉ AVEC LA PALPATION.

Leube[1] soutient que la sonde peut donner la certitude de la dilatation si, par la palpation à travers les parois de l'abdomen, on en découvre l'extrémité au-dessous de l'ombilic. F. Penzoldt[2] s'est efforcé à réglementer ce mode opératoire en déterminant la longueur à laquelle on peut enfoncer la sonde chez un sujet sain. Il conclut, avec Luscka, qu'on ne peut diagnostiquer l'ampliation que quand la sonde parvient à dépasser l'ombilic. Ziemssen[3] ne croit à l'ectasie que si on peut enfoncer l'instrument à 70 centimètres.

Il semble évident que, si on reconnaît par la palpation l'extrémité de la sonde gastrique au niveau ou au-dessous de l'ombilic, on pourra avec certitude affirmer la gastroectasie; nous réservons pour plus tard notre jugement sur ce point.

1. *Deutsch. Arch. klin.* 1874.
2. *Die Magenerweiterung.* 1875.
3. *Handb. d. spec. Path.* 1878.

Nous voulons auparavant rapporter un fait dans lequel l'emploi de la sonde en gomme a servi à la confirmation du diagnostic.

OBSERVATION XXXVIII [1]

Dyspepsie ; douleur à l'épigastre ; vomissements. — Dilatation confirmée par le cathétérisme explorateur avec une sonde en gomme. — Lavage ; amélioration.

Humbert, Louis, âgé de 18 ans, entre le 6 janvier 1881, salle Saint-Sébastien, n° 9, service de M. le professeur Parisot.

Ce jeune malade est d'une constitution délicate, d'un tempérament très-nerveux, d'un caractère triste ; il est sans cesse préoccupé de ses souffrances et de la triste position dans laquelle la perte de la vue l'a placé.

A l'âge de 13 ans, en effet, il eut une rétinite pigmentaire double à la suite de laquelle l'acuité visuelle baissa de jour en jour, si bien qu'il fut admis, il y a six mois, à la maison des Jeunes Aveugles.

L'affection pour laquelle il entre à l'hôpital remonte à quatre ans. A cette époque, il ressentit de violentes douleurs à l'estomac avec vomissements, puis il perdit l'appétit. Cet état dura trois semaines après lesquelles les fonctions digestives se rétablirent ; de loin en loin, cependant, il avait quelques vomissements dont la cause la plus immédiate était l'usage du vin.

Depuis trois mois, sans que H... puisse nous en fournir la raison, il a de la diarrhée et des vomissements ; ce dernier symptôme a augmenté de fréquence dans ces trois dernières semaines.

La cécité presque complète dont il est affligé ne lui permet pas de nous renseigner sur la nature et la coloration des matières vomies ; personne, toutefois, ne lui a fait remarquer qu'il rendait du sang.

Son alimentation a toujours été grossière, composée presque exclusivement de pommes de terre et autres légumes.

Actuellement, on constate un amaigrissement notable de la face dont le teint est pâle, cachectique. La langue est nette. Il existe

---

1. Observation recueillie et communiquée par M. P. Parisot, interne du service.

de la constipation depuis cinq jours et de la lourdeur de tête. Aucune élévation de température.

L'appétit est capricieux, la soif modérée. Les vomissements, quelquefois précédés de nausées, sont presque quotidiens : ils se produisent le plus habituellement de quelques minutes à une heure après le repas du soir.

La douleur n'est pas continue et ne garde pas toujours le même caractère : tantôt elle est cuisante, tantôt c'est un sentiment de contraction douloureuse partant de l'épigastre, où elle a son maximum d'intensité, pour s'irradier jusque dans les flancs; rarement il ressent une douleur dorsale.

A l'inspection, le creux épigastrique est normal ; la pression n'y est point douloureuse. La succussion donne naissance à un bruit hydro-aérique ; quant à la percussion, elle fournit les résultats suivants : sonorité tympanique jusqu'à l'ombilic sur la ligne xiphoïdo-pubienne et, sur la ligne mamillaire gauche, jusqu'à 2 centimètres au-dessous du rebord des fausses côtes. Les poumons et le cœur sont sains. — On institue le régime lacté.

Jusqu'au 13 janvier, on ne constate aucune amélioration dans les fonctions de l'estomac. Le cathétérisme stomacal est effectué avec l'appareil de Faucher. On ne ramène que de faibles quantités de liquide muqueux, après quoi on procède au lavage à l'eau de Vichy.

Cette opération rendue difficile par suite de l inaccoutumance du sujet, n'amène aucune sédation des douleurs.

Un nouveau lavage fait dans de meilleures conditions le 17, détermine une amélioration.

A la suite d'un troisième lavage, l'appétit devient meilleur, les douleurs et les vomissements cessent pour quelques jours, mais les éructations continuent. Quand on a versé de l'eau dans l'estomac, on obtient une matité franche jusqu'à l'ombilic.

Jusqu'au 8 février, jour où le malade se sent assez bien portant pour retourner aux Jeunes Aveugles, on a pratiqué encore deux fois le lessivage sur sa demande. A son départ, on lui prescrit un régime sévère composé en grande partie de laitage.

A plusieurs reprises, le jeune H... se présente à notre consultation, réclamant l'emploi du syphon qui fait disparaître ses douleurs pour quelques jours.

Durant tout le mois de mai, nous le perdons de vue.

Le 15 juin, il vient réclamer de nouveau notre intervention. Depuis plusieurs semaines, il a des douleurs plus vives et des crampes qu'il arrive à calmer en mangeant un peu. Chaque repas est suivi de gonflement de l'épigastre ; il a des éructations et des vomissements qui laissent dans la bouche une saveur de vinaigre.

Mêmes signes physiques qu'auparavant. Nous introduisons dans l'estomac une sonde en gomme jusqu'à ce qu'elle rencontre une résistance ; alors, par la palpation à travers la paroi abdominale, on en perçoit l'extrémité au niveau de l'ombilic. Cette manœuvre détermine un effort de vomissement qui amène le rejet de 200 grammes de lait caillebotté pris quatre heures auparavant. Nous procédons ensuite au lessivage à l'aide du tube-syphon et produisons alternativement de la matité et de la sonorité jusqu'à l'ombilic, suivant que nous emplissons ou vidons l'organe.

Depuis ce jour, nous n'avons plus revu le jeune Humbert.

Outre l'impossibilité dans laquelle on peut se trouver de percevoir la sonde par la palpation, ce procédé d'exploration présente de sérieux inconvénients. Entre des mains inhabiles, la sonde peut être poussée trop brusquement et blesser la muqueuse qui d'ordinaire est malade, la décoller, ou même perforer les parois amincies de l'estomac. Mais encore, et sans soupçonner la maladresse de l'opérateur, l'estomac, dans un effort de vomissement, peut venir se blesser contre cet instrument rigide introduit dans sa cavité. En dehors de ces graves accidents, nous avons toujours vu, chaque fois que nous avons eu recours à ce procédé, une aggravation ou l'apparition de douleurs durant toute la journée qui a suivi cette épreuve (obs. XXXIX).

A côté de ces inconvénients, mettons en parallèle les avantages que l'on retire de cet examen. On est, il est vrai, renseigné sur l'étendue de l'ampliation, ou, pour parler plus exactement, sur le lieu occupé par la partie la plus déclive de l'estomac ; mais, n'est-il pas possible que, avant que la main qui pousse la sonde ait eu la sensation de résistance, celle-ci eût déprimé déjà et entraîné vers le bas la paroi stomacale ?

L'erreur, assurément, ne serait pas bien grande, cependant une différence de quelques centimètres seulement suffirait pour faire croire à une ampliation qui n'existe pas ou exagérer grandement l'importance de celle qui existe. Il nous est donc permis, pour ces raisons, de révoquer en doute les résultats fournis par la sonde et de considérer comme illusoire la rigueur d'une méthode qui ne peut donner que des approximations.

Aussi, avons-nous songé à utiliser le tube en caoutchouc du syphon, lequel n'expose pas à la blessure de l'organe. En le faisant pénétrer plus qu'il n'est nécessaire pour atteindre la partie déclive, il se replie dans la cavité, décrit des courbes sensibles à la palpation qui le font reconnaître. On le fait alors retirer très-doucement par le malade lui-même jusqu'à ce que les sinuosités disparaissent. A ce moment, et sans l'avoir jamais quitté de la main, on le suit jusqu'à sa terminaison qui doit occuper le fond de l'organe. Par cette manœuvre, on évite de confondre la sensation fournie par le tube avec celle du bord du muscle droit auquel le cylindre de caoutchouc redressé est en ce moment parallèle. Dans l'observation XXXIX, cette expérience a eu plein succès. Mais, et encore plus qu'avec la sonde en gomme, ce procédé n'est applicable que quand les parois abdominales sont dépourvues de graisse et que le sujet sait les maintenir dans le relâchement le plus absolu.

Une autre indication nous a semblé théoriquement pouvoir être fournie par le tube de Faucher, c'était de donner la hauteur de la nappe d'eau contenue dans l'estomac. En effet, l'organe, le tube et son entonnoir étant remplis de liquide, celui renfermé dans la cavité devrait se mettre en équilibre avec la masse contenue dans l'entonnoir qu'on abaisse de façon à ce qu'il n'y ait plus écoulement vers l'estomac ou reflux vers l'extérieur. En un mot, on a formé un véritable niveau d'eau. L'entonnoir étant en verre, on pourra faire passer **un rayon visuel** par la surface du liquide et celui-ci devra rencontrer la paroi abdominale au point d'affleurement du liquide renfermé dans l'estomac. Rien ne serait plus exact, à la condition que la tension intra-stomacale fût égale à la pression atmosphérique. Mais, toutes les fois que nous en avons fait l'expérience, nous avons remarqué que le niveau extérieur était bien plus élevé que celui de la couche d'eau intérieure, preuve que la pression intra-gastrique est supérieure à celle de l'atmosphère. Bien plus, elle est loin d'être constante et varie avec les mouvements respiratoires.

Pour remédier à toutes les chances d'erreur précitées ou aux dangers inhérents à ces différentes méthodes d'exploration directe, nous avons imaginé de construire un instrument aussi simple qu'inoffensif, que nous ne sachions pas avoir été employé avant nous. Sans prétendre à grand mérite pour cette découverte, nous allons donner la description de ce petit appareil que chacun peut composer et auquel, vu son usage, nous donnons le nom de *gastromètre*.

Description du gastromètre. — De son emploi ; des données qu'il fournit au diagnostic.

Cet instrument se compose : *a*) D'une sonde œsophagienne ordinaire de petit calibre, n° 24 de la filière Charrière, coupée transversalement à une distance de 49 centimètres à partir de son pavillon. Sur sa face extérieure, nous l'avons graduée en centimètres ; cette échelle métrique porte donc 49 divisions ;

b) D'une petite masse de plomb, du poids de 6 grammes, pouvant s'adapter, grâce à sa forme spéciale, à l'extrémité de la sonde. Un fil de soie de 80 centimètres de longueur se fixe d'une part au plomb, traverse le long canal formé par la sonde et vient s'arrêter d'autre part à une plaquette d'ivoire. (V. fig. 1.)

En tirant sur le fil par l'intermédiaire de celle-ci, la petite

pièce de plomb vient se loger tout naturellement au bout
de la sonde dans laquelle elle pénètre par une de ses extrémités disposée à cet effet, et demeure en place si on a le soin
de tenir le fil tendu. Ce petit ajutage constitue donc un embout analogue à celui des spéculums pleins (fig. 1. B). A ce
moment, l'appareil mesure 50 centimètres, la partie saillante
de la masse de plomb étant de 1 centimètre.

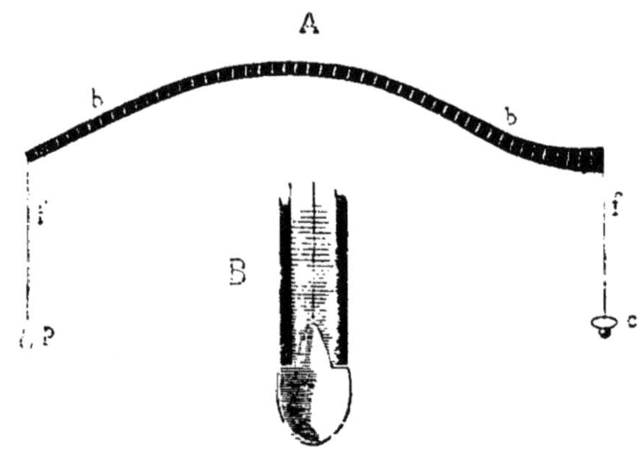

Fig. 1. — A, GASTROMÈTRE. — Sonde en gomme longue de 0ᵐ,49, n° 24 filière
Charrière.
b, graduation métrique portant 49 divisions.
p, petite masse de plomb pesant 6 gr., destinée à couler au fond de l'estomac.
c, plaquette d'ivoire destinée à empêcher le fil de sortir de la sonde.
f, fil supportant la masse de plomb et glissant dans le canal formé par la sonde.
B, EXTRÉMITÉ STOMACALE DU GASTROMÈTRE. — Disposition qu'affecte l'embout de
plomb maintenu en place à l'extrémité de la sonde par traction sur le fil;
l'appareil est prêt à être introduit.

Le manuel opératoire est de toute simplicité. L'appareil
étant disposé comme il vient d'être dit en dernier lieu, on le
pousse dans l'œsophage jusqu'à ce que le défaut de résistance avertisse que l'on est parvenu dans l'estomac, soit
quand la sonde plonge de 45 centimètres environ à partir
des dents incisives.

On donne alors sa liberté à la balle de plomb qui, en raison de son propre poids, se détache et gagne la partie déclive
de la cavité.

Cela fait, on attire à soi, et toujours dans l'axe du pavillon pour éviter les frottements, le fil jusqu'à ce qu'il se tende et qu'on ait la sensation du poids qui y est suspendu, ce qui n'arrive que quand il cesse de reposer sur le fond. Après plusieurs essais successifs et à l'aide d'un peu d'expérience, on arrive au résultat voulu. Il suffit dès lors de marquer le point d'affleurement du fil à l'extrémité du pavillon de la sonde, soit avec une pince à pression, soit plus simplement avec les doigts; puis on note le nombre de centimètres dont la sonde déborde l'arcade dentaire, tâche facilitée par la division métrique.

Remettre l'embout à sa place, puis retirer la sonde et l'expérience est terminée.

Il reste à établir la distance qui sépare l'arcade dentaire du fond de l'estomac au moyen des données acquises.

Connaître la longueur de fil qui a pénétré est chose simple : étant donné que la partie cachée dans la sonde a 50 centimètres, on replie la partie libre sur l'échelle métrique pour avoir la longueur d'excédant que l'on ajoute aux 50 centimètres. Pour mieux fixer les idées, prenons des chiffres : supposons 15 centimètres d'excédant, nous aurons 50—15. Mais, de ce total, il faut défalquer le nombre de centimètres dont le pavillon débordait les incisives, 7 centimètres, par exemple. La distance des incisives au fond de l'estomac sera donc : $50 + 15 - 7 = 58$ centimètres.

Pour que cette donnée puisse servir au diagnostic, il faudrait connaître la distance des incisives au fond de l'estomac normal, et cela pour chaque taille, tâche que Penzoldt (1) a en partie résolue.

Mais, à notre avis, malgré son apparente rigueur, cette méthode a le tort d'être par trop abstraite et de ne pas s'adresser directement aux sens de l'observateur. Que veut en effet

(1) F. Penzoldt. Die Magenuntersuchung. Erlangen. 1875. p. 56.

le clinicien? Lever le voile qui lui cache l'organe en souffrance, voir par transparence à travers les tissus. Ne lui
rendrons-nous pas la tâche facile si, dans le cas particulier,
nous venons avec certitude poser le doigt sur l'abdomen en
disant : Ici est la partie déclive de l'estomac ? Sans nous
montrer trop prétentieux, nous croyons pouvoir affirmer
que nous avons résolu le problème.

De nombreuses mensurations faites sur le cadavre nous
ayant démontré que le chemin parcouru par la sonde, depuis
les dents incisives jusqu'au point du pharynx correspondant
à l'angle saillant du cartilage thyroïde, est de $0^m,12$ chez les
adultes de petite taille et de $0^m,13$ chez ceux ayant plus de
$1^m,60$, il sera dès lors de toute facilité de trouver la distance
qui sépare ce point de repère du fond de l'estomac. On n'aura
qu'à retrancher ces 12 ou 13 centimètres du chiffre établi par
le calcul précédent. Soit $0^m,58 — 0^m,13 = 0^m,45$.

Il ne reste plus qu'à appliquer un ruban métrique sur le
plan antérieur du corps, ou bien l'instrument lui-même qui
peut en tenir lieu, et à compter le nombre de centimètres
trouvé à partir de l'angle saillant du cartilage thyroïde, pour
avoir le point abdominal répondant à la partie déclive de
l'estomac.

Permettre de marquer extérieurement la limite inférieure
de l'organe dilaté ou non, de le mettre pour ainsi dire à nu
sous les yeux de celui qui cherche à en connaître l'ampleur,
voilà le côté original de notre procédé. Mais, pas plus que la
sonde, notre instrument n'est capable de faire échapper à
l'erreur résultant d'une situation verticale, et par conséquent
ne peut se passer du contrôle fourni par les autres modes
d'exploration.

Pour être complet dans l'énumération des procédés dont
dispose l'exploration directe, il nous reste à faire mention de
celui qui consiste à ponctionner les viscères abdominaux en

traversant la paroi à l'aide d'une fine aiguille de la seringue de Pravaz et d'aspirer le liquide afin de reconnaître s'il provient de l'estomac ou de l'intestin. Pour achever dignement une proposition si bien commencée, l'auteur continue son expérience en faisant prendre au patient une solution de ferrocyanure de potassium immédiatement avant la ponction et en essayant si le liquide aspiré donne la réaction du bleu de Prusse avec le perchlorure de fer.

Inutile d'ajouter que le promoteur de cette idée (Bugge) est de nationalité étrangère et que pareille proposition ne trouvera jamais d'écho parmi les praticiens français, trop humains pour considérer la salle d'hôpital ou la chambre du malade comme un laboratoire à expériences.

Nous ne pouvons terminer plus heureusement ce long chapitre qu'en rapportant *in extenso* l'histoire d'un malade qui résume pour ainsi dire tout ce que nous avons énoncé au sujet de la symptomatologie.

OBSERVATION XXXIX [1].

Troubles dyspeptiques depuis sept ans. — Sensation constante de plénitude stomacale ; éructations fétides ; vomissements copieux. — Constipation opiniâtre. — Céphalalgie ; insomnies ; cauchemars ; vertiges. — Amaigrissement et faiblesse extrême. — Dilatation simple de l'estomac jusqu'à l'épine iliaque. — Lavage ; électrisation. — Guérison complète au bout de huit mois ; retrait de l'estomac.

Gallon, Henri, terrassier, né de parents exempts de toute affection stomacale, est arrivé jusqu'à l'âge de 23 ans sans avoir fait une heure de maladie.

Malgré la médiocrité de son état social, il s'est toujours nourri d'une façon satisfaisante, mangeant de la viande et peu de légumes. Sans être ivrogne, il était fort buveur de vin et d'eau-de-vie.

---

1. Observation personnelle.

Dès 1874, il commença à souffrir, après chaque repas, de renvois aigres bientôt suivis du rejet de quelques gorgées de liquide clair et d'une amertume très-prononcée ; les aliments n'étaient pas encore expulsés.

Pendant trois ans, ces pituites furent l'unique symptôme de sa maladie. Alors il commença à éprouver, surtout après les repas, de la pesanteur vers l'épigastre, vomit par intervalles ses aliments, ce qui amenait une rémission passagère de la gêne épigastrique.

Jamais il n'a eu de point douloureux xiphoïdien ou dorsal, ni d'hématémèse.

Depuis huit mois, deux heures après avoir mangé, surviennent des vomissements copieux et fétides, composés de débris d'aliments noyés dans une masse de liquide glaireux. Des éructations presque constantes et d'une odeur insupportable tourmentent le patient.

La constipation, habituelle depuis le début de la maladie, est devenue opiniâtre et nécessite l'usage de lavements quotidiens dont le résultat est le plus souvent nul. La sécrétion urinaire se fait comme par le passé.

Dès lors, G... commence à maigrir, perd ses forces et doit renoncer à tout travail ; il éprouve une lourdeur de tête presque continue, a de l'insomnie et, s'il succombe à la fatigue, des cauchemars troublent son repos.

Un bruit de glouglou stomacal se produit à l'occasion du moindre mouvement. Ce bruit, qu'il distingue très-bien du gargouillement intestinal et qu'il dépeint d'une façon pittoresque en disant qu'il a un tonneau dans le ventre, existe déjà depuis deux ans ; mais, tandis qu'alors il cessait après le vomissement, depuis six mois il se produit en tout temps. La région ombilicale est indiquée comme étant le siège de ce bruit anormal.

Enfin, il y a un mois, de fréquents vertiges sont venus s'adjoindre aux autres symptômes.

Instruit par l'expérience, G... a renoncé depuis longtemps à l'usage des légumes et du vin qui augmentent ses malaises ; le lait, les œufs, la viande forment la base de tous ses repas.

Ne trouvant aucune amélioration dans les traitements prescrits par les nombreux médecins qu'il a consultés, prescriptions se résumant toutes dans le régime lacté plus ou moins absolu, G..., dont les forces déclinent de jour en jour avec une effrayante rapidité, se présente à la consultation externe de l'hôpital Saint-Charles, le 26 février 1881.

M. le Dr Lévy, chef de clinique, soupçonnant une dilatation de l'estomac, présente le malade à M. le professeur Bernheim, avec lequel nous l'examinons.

G... est âgé de 30 ans. C'est un sujet de haute stature, au teint pâle, anémique, légèrement jaunâtre, un peu terreux ; cette coloration des téguments ne ressemble pas à celle des cancéreux. Il est profondément émacié et ses traits étirés donnent à sa physionomie l'expression d'une longue et profonde souffrance. Aucune trace de bouffissure soit des paupières, soit des extrémités. Les muqueuses sont décolorées. La langue est légèrement blanchâtre, mais humide ; la température est normale.

Le creux épigastrique est effacé. La palpation ne donne que des notions fort vagues sur l'étendue de l'estomac, mais elle ne dénote la présence d'aucune tumeur à la région pylorique. Cet examen ne provoque pas la moindre douleur.

La percussion, opérée dans le décubitus dorsal, produit une zone de submatité très-nette au niveau de l'ombilic et s'étendant à deux travers de doigt au-dessous de ce point et vers la gauche.

Par la succussion, un bruit de flot se fait entendre et demeure perceptible à grande distance.

On syphonne l'estomac avec le tube de Faucher et on en retire 200 centimètres cubes d'un liquide à odeur nauséabonde, offrant une acidité très-prononcée, et dans lequel on trouve au microscope une prodigieuse quantité de sarcines et des débris de fibres musculaires.

A la faveur du tube, on introduit de l'eau dans l'estomac ; pendant cette opération, l'oreille appliquée au niveau de l'ombilic entend les bulles d'air, refoulées dans le tube, venir éclater à la surface du liquide. La succussion, pratiquée pour favoriser le nettoyage des parois de l'organe, produit de nouveau un magnifique clapotement.

Cette première eau de lavage est retirée et remplacée par un litre d'eau de Vichy ; on obtient ainsi une matité franche jusqu'à trois travers de doigt au-dessous du nombril. Matité et fluctuation disparaissent quand on vide le contenu.

On conseille au patient de venir, deux fois par semaine, se soumettre au lavage, et on lui trace le régime suivant : lait, œufs, viandes de bœuf, veau et mouton ; le porc, les graisses, les légumes, les alcooliques sont absolument interdits.

Le 28 février, G... nous dit avoir encore rendu comme d'habitude, mais la sensation de pesanteur épigastrique et la prostration qui l'accompagne sont moins pénibles.

Le clapotement est facile à produire. La matité descend jusqu'à 17 centimètres au-dessous de l'appendice xiphoïde et à 3 centimètres au-dessous de l'ombilic sur la ligne médiane ; du côté droit, elle s'étend jusqu'au bord externe du muscle droit ; mais dans le flanc gauche il est impossible de la délimiter ; cependant elle descend plus bas que sur la ligne médiane.

La bougie à boule pénètre à 55 centimètres à partir de l'arcade dentaire sans rencontrer de résistance et la boule, sans doute à cause de sa mobilité dans la cavité gastrique, ne peut être perçue à travers les parois abdominales.

La déglutition du tube mou provoque des efforts de vomissement. 500 centimètres cubes de liquide mêlé de débris alimentaires sont extraits, après quoi on procède à la lixiviation.

Le contenu stomacal est acide, d'odeur écœurante, rappelant celle des matières oganiques putréfiées ; il a fallu ouvrir largement les fenêtres de la salle pendant leur extraction.

Au microscope, on y voit des fibres musculaires striées, intactes pour la plupart et non dissociés ; celles qui sont désagrégées sont plus ou moins gonflées, leur striation transversale a disparu, mais les stries longitudinales sont encore très-apparentes. Des grains d'amidon devenus presque méconnaissables et des globules de graisse libre, voilà ce qu'il reste des aliments de la veille. Quant aux sardines, elles semblent être moins nombreuses qu'au premier examen ; à côté d'elles se remarque un grand nombre de bâtonnets animés de mouvement.

Ces résultats dus au microscope prouvent :

1° Que le vomissement n'expulse pas en totalité le contenu de l'estomac qui conserve une partie des aliments ;

2° Que le tissu musculaire qui y a séjourné quatorze heures et peut-être davantage, n'est que peu altéré dans sa texture intime, surtout quand les fibres ne sont pas désagrégées ;

3° Que les grains d'amidon sont fortement gonflés et la graisse émulsionnée ;

4° Enfin que, par suite de leur stagnation dans l'estomac, les aliments subissent un commencement de putréfaction, ainsi que la fétidité des éructations suffisait déjà à le démontrer.

Le 2 mars, nous avons la satisfaction d'apprendre que le dernier lavage a déterminé un bien-être inconnu du patient depuis six mois : les éructations n'ont pas reparu durant la première journée; néanmoins, le soir, il y a eu vomissement, mais moins copieux que de coutume.

Le clapotement est facile à produire jusqu'à 3 centimètres au-dessous de l'ombilic ; là aussi s'arrête la matité. Après l'évacuation et le lavage, la sonorité est complète dans tout l'abdomen et même il n'y a plus de différence sensible entre le son de l'estomac et celui de l'intestin.

Par le repos dans un verre à pied, le contenu stomacal se divise en trois couches : une supérieure, muco-spumeuse et légèrement visqueuse, en tout semblable à ces conferves qui recouvrent les eaux dormantes ; une inférieure, grumeleuse, composée d'aliments solides fragmentés ; une moyenne, séreuse, égale en quantité aux deux autres. L'odeur aigre de fermentation butyrique et la fétidité sont très-prononcées.

On ordonne : Phosphate neutre de chaux, 40 centigrammes avant chaque repas, dans le but d'enrayer l'excrétion de liquide.

Le 2 mars, vers onze heures du soir, se produit un vomissement précédé de nausées, après quoi le patient tombe dans un sommeil réparateur. La journée suivante passe sans aucun malaise, sauf quelques rares renvois. Pour la première fois depuis longue date, G... mange de bon appétit.

Le 4 au matin, on retire par le syphon 400 centimètres cubes de matière pâteuse, le malade ayant pris une tasse de café au lait avec pain. La division se fait toujours en trois couches, mais la couche séreuse atteint à peine le quart de la masse totale ; les fibres musculaires provenant du repas de la veille sont en quantité fort minime.

Jusqu'au 8, calme parfait, appétit excellent, aucun malaise ; ce soir, un seul vomissement.

Le 9, l'estomac descend à trois travers de doigt au-dessous de l'ombilic, ainsi que le démontre la différence de sonorité qui existe entre cet organe et l'intestin ; une percussion légère fait mieux ressortir ce contraste que la percussion forte.

Le bruit de flot est obtenu assez facilement et le malade le

produit à volonté par des alternatives de contraction et de relâchement brusques des muscles abdominaux. 150 centimètres cubes
du contenu sont retirés : il se compose en majeure partie de
chocolat au lait ; quelques rares fibres musculaires s'y trouvent
mêlées ; les sarcines y sont en petit nombre.

L'état général s'améliore : la face commence à se colorer, les
traits sont moins étirés. Les vertiges ont disparu. La constipation
a cédé sans traitement spécial dirigé contre elle. G... pèse 63
kilogr.

Dans la soirée du 10 mars, après quelques instants de malaise
et de sensation d'ondulation stomacale, le patient vomit encore ;
malgré cela, le 11, il se félicite de son état : ses éructations sont
moins fétides et beaucoup plus rares, les fonctions digestives
presque normales.

Le résidu stomacal se compose uniquement du repas du matin,
il demeure compact et ne contient plus que quelques traces des
aliments de la veille.

Dans la journée du 13, le malade enfreint les prescriptions au
sujet du vin ; aussi le soir, une sensation de constriction céphalique, des éructations fétides, des nausées, puis le vomissement, se
produisent.

Nouvel état nauséeux le 14 au soir, mais sans rejet d'aliments.

Le 15 au matin, la percussion montre très-nettement la limite
inférieure de l'estomac sur la ligne bis-iliaque. 600 centimètres
cubes de matière pâteuse composée de pain et de fromage sont
extraits ; leur fétidité est très-prononcée. Les sarcines y abon-
dent.

A l'effet de diminuer cette fétidité habituelle au contenu stomacal, on ordonne : salicylate de soude, 1 gramme, à prendre avant
le principal repas.

Deux nouveaux lavages ont lieu le 18, puis le 21. G... témoigne
un grand contentement, car, pendant les cinq derniers jours, il
n'a éprouvé aucune souffrance et n'a eu qu'une seule régurgitation amère le 20 au soir.

Sur notre recommandation, le malade nous arrive à jeun :
l'organe est toujours aussi ample et la production du bruit
hydro-aérique facile. Il contient 400 centimètres cubes d'un
liquide presque inodore (le salicylate de soude est pris régulièrement) se divisant par le repos en deux couches seulement : la

supérieure de 230 centimètres cubes, tout à fait liquide et transparente ; l'inférieure composée d'aliments finement dissociés. Les sarcines sont moins nombreuses, granuleuses, noirâtres, opaques et ont pour la plupart perdu toute trace de leur division en quatre parties.

A partir de ce moment, les rapports sont moins fréquents et surtout bien moins fétides.

Dans la nuit du 22 au 23, G... rend quelques gorgées d'eaux fades.

Le 23, après évacuation de 600 centimètres cubes d'une masse pâteuse et après lavage, l'estomac descend à quatre travers de doigt au-dessous de l'ombilic.

Pendant un quart d'heure, nous faisons l'électrisation profonde au moyen des courants induits, un des électrodes étant appliqué en regard du grand cul-de-sac, l'autre aux environs du pylore ; les muscles abdominaux se contractent énergiquement. Après cette séance, la grande courbure est remontée presque à l'ombilic.

Aucun malaise ou vomissement jusqu'au 26. Alors, bien que le malade soit à jeun, on produit un clapotement manifeste. 170 centimètres cubes de liquide étant aspirés, on les destine à l'analyse chimique.

Une sonde en gomme, introduite en vue d'une exploration directe, est enfoncée jusqu'à 62 centimètres à partir de l'arcade dentaire ; on a alors la sensation de résistance. On la perçoit par la palpation à travers la paroi abdominale, parallèle au côté externe du muscle droit et on peut la suivre jusqu'à 2 centimètres au-dessous du niveau de l'épine iliaque, là où elle touche le fond de l'organe.

L'examen chimique du liquide fait par le professeur Ritter donne le résultat suivant :

Quantité . . . . 170^{cc}
Densité 1025
Liquide acide n'ayant pas de pouvoir digestif.
Acidité pour 1,000, 5^s,24 (évaluée en acide sulfurique), dont
　 3^s,15 d'acide inorganique (acide chlorhydrique?).
Albumine coagulable . . . . 0^s,98
Peptones . . . . 30^s,01
Sels . . . . 9^s,15
Matières extractives. . . . . 9^s,50
　　　　　　　　　 TOTAL . . . . . 49^s,64 p. 1,000.

Le malade a éprouvé d'assez vives douleurs après l'exploration par la sonde ; un vomissement ayant eu lieu le soir y mit fin.

Jusqu'au 29, bien-être parfait. Bien que le patient n'eût rien pris depuis la veille, nous aspirons 150 centimètres cubes de liquide verdâtre ne donnant aucune des réactions des matières colorantes de la bile ; nous n'y trouvons que de rares sarcines.

Le tube de Faucher est parfaitement reconnu à ses sinuosités par la palpation abdominale ; nous le faisons retirer lentement jusqu'à ce que nous le sentions devenu rectiligne ; alors il plonge de 63 centimètres à partir de l'arcade dentaire, mesure qui correspond avec celle prise à l'aide de la sonde en gomme.

Un vomissement, le 31 mars, dû à ce que le malade a bu du vin.

Il n'éprouve plus de pesanteur épigastrique après les repas ni aucun phénomène de congestion céphalique ; le sommeil est calme. Cependant la dilatation de l'organe demeure stationnaire, ainsi que l'apprend un examen attentif fait le 2 avril : la sonorité tympanique aiguë s'étend du 6e espace intercostal jusqu'au-dessous du rebord des côtes, et de l'ombilic à la ligne bis-iliaque existe une matité franche au-dessous de laquelle apparaît la sonorité intestinale.

150 centimètres cubes de liquide seulement sont évacués, renfermant encore une quantité assez notable de sarcines, ce que l'on pouvait prévoir en raison de l'odeur aigre plus prononcée que dans les derniers temps.

A chaque visite du malade, on a pratiqué la lixiviation à l'eau de Vichy ainsi que l'électrisation ; mais cette dernière est interrompue pour cause de réparation de l'appareil.

Jusqu'au 8 avril, la santé est parfaite ; mais, ce jour, surviennent des rapports nidoreux qui aboutissent au rejet de quelques gorgées d'eaux ; le 9, G... vient recourir au lessivage ; son estomac ne renferme que 200 centimètres cubes de matières.

Du 8 au 16, il ne vomit pas, mais du 16 au 23, sous l'influence d'émotions (perte d'un enfant) une tourmente survient du côté de l'estomac et trois vomissements ont lieu.

Le 30 avril, l'électrisation est reprise. Le poids du patient s'est élevé de 63 à 65 kilogr.

Jusqu'au 7 mai, il ne rend qu'une seule fois, mais les éructations redeviennent fétides, la provision de salicylate de soude étant épuisée depuis quelques jours ; on en ordonne de nouveau. Même traitement.

Dès lors, le malade a conscience que ses forces sont revenues et se juge capable de reprendre ses travaux de terrassier : il fait trois journées de 12 heures sans grande fatigue, mais la réapparition des vomissements le rappelle au repos. Sous cette influence, ils disparaissent bientôt pour faire place à des régurgitations glaireuses.

L'estomac est lavé et électrisé le 21 mai.

Du 21 au 25 mai, G... rend encore deux fois des eaux. A cette dernière date, l'estomac, qui descendait au niveau de l'épine iliaque, atteint à peine l'ombilic après l'électrisation.

Pour éviter les voyages fréquents du malade, nous lui remettons un appareil modèle Faucher en lui recommandant de se laver l'estomac à l'eau de Vichy au moindre malaise.

Le 28, il revient pour se faire électriser. Il a suivi ponctuellement nos prescriptions et a éprouvé deux fois le besoin de faire usage de l'appareil ; bien qu'il fût à jeun, il a retiré chaque fois 200 centimètres cubes d'eaux claires. L'opération est faite avec aisance.

Une nouvelle séance d'électrisation, de vingt minutes de durée, a lieu le 4 juin. Chaque 2 jours, le lavage a été exécuté et avec grand avantage pour le patient. Il a maintenant grand appétit et le travail de digestion passe inaperçu ; il n'a plus que quelques renvois inodores. Les garde-robes sont normales. La face a repris de l'embonpoint et une grande fraîcheur. Les forces sont revenues si bien que depuis 6 jours G... a pu faire ses journées de 12 heures comme avant sa maladie. Il est heureux de cette guérison inespérée et garde la conviction qu'il nous doit la vie.

L'électrisation est pratiquée une fois par semaine.

Le 2 juillet, nous constatons que l'estomac ne descend plus qu'à un travers de doigt au-dessous du nombril, bien que G... n'eût pas fait usage de son tube depuis 5 jours. Malgré son énorme appétit, il n'éprouve plus, dit-il, aucun symptôme qui lui rappelle sa maladie. Actif dans son travail, il se sent encore tout dispos quand la journée est finie. Il reconnaît que le vin et la bière lui sont nuisibles.

Après 20 minutes du passage des courants induits, la grande courbure est manifestement à deux travers de doigt au-dessus de l'ombilic. Le clapotement est impossible à produire et le sujet affirme ne l'avoir pas observé depuis 8 jours.

L'amélioration continue et le 20 juillet G... pèse 73 kilogr., soit une augmentation de 10 kilogr. en 4 mois et demi.

Il a rincé son estomac une fois par semaine et, dans ces derniers temps, 2 fois seulement en 3 semaines. Il offre maintenant toutes les apparences d'une santé prospère et se déclare guéri, car il ne souffre plus. Chaque matin, il essaie de produire le clapotement, mais le plus souvent sans succès.

L'estomac descend cependant toujours à un travers de doigt au-dessous de l'ombilic, mais il faut remarquer que G... opère moins souvent le lavage et qu'il est demeuré 3 semaines sans venir se faire électriser.

Le liquide retiré à jeun, et chaque 10 jours seulement, est très-peu abondant, inodore et ne contient plus que de très-rares sarcines, ainsi que nous pouvons en juger par l'échantillon apporté par le patient.

Dans le courant d'août, on continue l'électrisation.

En septembre et octobre, 3 lavages seulement ont lieu et dissipent les légers malaises qui les motivent. On cesse l'emploi de l'électricité.

Dans les derniers jours d'octobre, l'estomac n'atteint même plus le nombril ; sa grande courbure en est distante de plus d'un travers de doigt. Néanmoins, on produit encore le bruit de flot, mais seulement dans les quelques heures qui suivent le repas.

Nous accédons à la demande de G... de ne plus revenir, tout en lui recommandant de ne pas négliger l'emploi du tube en cas de besoin et de se représenter au plus vite si son état s'aggrave de nouveau. Nous ne l'avons plus revu.

CHAPITRE IV

Fréquence de l'ampliation ; âge auquel on la rencontre. — Marche de la maladie ; durée ; terminaison.

FRÉQUENCE DE LA MALADIE.

Rare, si on en juge par l'oubli presque absolu dans lequel l'ont laissée jusqu'ici les écrivains classiques, la gastrectasie est demeurée, par cela même, inconnue de la plupart des praticiens. Cependant, si l'on jette un coup d'œil sur le nombre, respectable déjà, d'observations disséminées dans la foule d'ouvrages et de monographies signalés dans notre premier chapitre, on demeure convaincu que cette prétendue rareté ne tient qu'à ce que cette maladie était reléguée sur un plan tout à fait secondaire, imbus qu'étaient les observateurs de cette idée que la dilatation devait toujours être consécutive à un obstacle au cours normal des aliments.

Nous, au contraire, ne craignons point de dire hautement que l'ampliation gastrique, sans oblitération ou rétrécissement de l'orifice de sortie, est affection très-fréquente point sur lequel notre honoré maître, M. le professeur Bernheim, a déjà insisté, il y a plus d'un an, dans sa communication à la Société de médecine de Nancy (*loc. cit.*). En 1836, Petrequin (*loc. cit.*) avait déjà écrit dans ce sens, et sa voix n'avait point été entendue.

La dilatation s'observe dans nombre d'états morbides divers, à titre de maladie concomitante, autant et même plus souvent que comme maladie essentielle, primitive, ce qui rend compte en partie de l'obscurité qui s'est faite autour d'elle durant plusieurs siècles.

De sa grande fréquence, nous ne voulons qu'une preuve,

c'est la somme des faits que nous avons pu recueillir en peu de temps, observations puisées pour la plupart à la clinique; et encore, plusieurs cas de ce genre ont-ils échappé à nos investigations, par suite de la répugnance que témoignèrent les malades en s'entendant proposer le lavage.

Aussi tenons-nous à redire encore que cette affection est très-répandue et qu'à chaque instant, dans la pratique, on doit s'attendre à trouver sur son chemin des estomacs dilatés et le plus souvent sans lésion organique au pylore. On pourrait même avancer, dans une certaine mesure, qu'il n'est besoin que d'en chercher pour en découvrir.

Cette proposition pourra sans doute prêter le flanc aux attaques de quelques esprits sceptiques qui nous adresseront le reproche de céder à une attraction invisible et de voir trop facilement, et en toute circonstance, d'amples estomacs. Mais nous leur demanderons, à notre tour, de se montrer sceptiques dans le vrai sens du mot, les priant d'examiner avec attention tout venant, de chercher et de ne négliger l'emploi d'aucun des modes d'exploration que nous avons exposés, et la lumière sera faite pour leurs yeux.

AGE, SEXE.

S'il est utile de faire ressortir la fréquence de l'ectasie, il ne sera pas moins intéressant de rechercher s'il est certaines conditions d'âge ou de sexe qui favorisent son apparition.

En parcourant les 38 observations d'ectasie chronique que nous avons rassemblées dans notre travail, nous rencontrons 18 sujets du sexe féminin et 20 du sexe masculin; la supériorité du second chiffre sur le premier est trop peu marquée pour que nous osions trancher d'emblée la question de prédominance.

Quant à l'âge, il joue un rôle évident.

Au-dessous de 18 ans, nous n'en avons rencontré aucun

exemple; cependant Lafage, dans un travail récent (1), en rapporte deux cas chez des sujets âgés, l'un de 10 ans, l'autre de 16 ans. D'autre part, le malade le plus âgé que nous eussions vu, avait atteint sa 73ᵉ année. Mais, entre ces limites extrêmes, la répartition est loin d'être égale. Nous obtenons les chiffres suivants :

De 18 à 20 ans.	2
20 à 30 —	9
30 à 40 —	12
40 à 50 —	6
50 à 60 —	7
Au-dessus de 60 ans	2

Hirsch (*loc. cit.*) avait déjà fait un relevé analogue qui lui avait permis de conclure que le sexe paraît exercer une influence, puisque sur 19 cas observés par lui, il rencontra 14 hommes et 5 femmes.

Cette dissidence entre les résultats de Hirsch et les nôtres tient évidemment au hasard des séries, et, pour approcher de la vérité, il faudrait opérer sur des chiffres beaucoup plus conséquents.

Mais, pour ce qui a trait à l'âge, il se trouve en plein accord avec nous et fixe la maximum de fréquence de 30 à 40 ans. Du reste, nous reproduisons fidèlement son tableau statistique :

Au-dessous de 20 ans	2
De 20 à 30 ans.	4
30 à 40 —	10
40 à 50 —	2
Au-dessus de 50 ans.	1

Cette coïncidence est des plus frappantes. Mais Rilliet (*loc. cit.*) s'est montré plus large en donnant comme maximum de 30 à 60 ans.

1. LAFAGE, Thèse de Paris, 1881.

De tout cela, ce que l'on doit retenir pour la pratique, c'est que l'ampliation stomacale est une maladie propre à l'âge adulte et à l'âge mûr, qu'elle ne s'observe que rarement dans la vieillesse, moins fréquemment encore dans l'enfance et ne se montre qu'à titre de curiosité dans les premières années, puisqu'il n'en existe qu'un fait, encore unique dans la science; Pauli (*loc. cit.*), qui l'a fait connaître, apprend aussi qu'il était symptomatique d'une sténose congénitale du pylore.

MARCHE DE L'AMPLIATION.

La marche de l'ectasie présente un caractère fort remarquable dans sa tendance constante à la progression; l'ampliation suit son cours, l'estomac empiète petit à petit sur le domaine de l'intestin et finit par envahir la plus grande partie de la cavité abdominale, ainsi que le montre l'observation suivante.

OBSERVATION XL[1].

Douleurs épigastriques ; gonflement après les repas ; régurgitations. — Dilatation jusqu'à l'ombilic. — Ectasie progressive constatée 18 mois plus tard.

Seiler, Élisa, âgée de 30 ans, couturière, entre à l'hôpital Saint-Charles le 7 juin 1880, service de M. le professeur Bernheim.

Cette femme raconte que, tout l'hiver durant, elle a souffert d'une céphalalgie frontale continue avec irradiations passagères dans toute l'étendue de la tête ; en même temps, son appétit se trouvait diminué.

Depuis 2 mois, elle ressent des douleurs diffuses avec faiblesse dans les jambes ; elle a des régurgitations aigres après chaque repas, des coliques et de la constipation ; de plus, il existe un sentiment de gêne dans les deux hypochondres.

---

1. Observation communiquée par M. le professeur Bernheim et recueillie par M. Henry, interne des hôpitaux.

Il y a huit jours, cette sensation a fait place à des douleurs véritables qui sont exaspérées par la constriction des vêtements. Chaque repas est suivi de douleurs épigastriques vives que la malade qualifie de crampes et qui ne s'accompagnent ni de renvois, ni de nausées ; mais, pendant ces crises, la respiration devient difficile, presque haletante. Inappétence depuis 3 jours.

Menstruation régulière ; pas de symptômes d'hystérie.

On constate un état anémique assez prononcé : décoloration des muqueuses, souffle anémique cardiaque et carotidien.

Respiration parfaitement nette, sans indice de tubercules.

Le creux épigastrique est effacé, sensible partout à la pression, notamment au niveau de l'ombilic.

L'estomac est dilaté jusqu'au nombril, gargouillant, rempli de liquide. On procède à l'évacuation au moyen de la pompe de Kussmaül et au lavage consécutif.

L'exploration de la région du pylore, quoique douloureuse, permet de se convaincre de l'absence de toute tumeur ou épaississement.

La langue est un peu chargée ; constipation ; urines normales.

État fébrile : le thermomètre marque 39°6 le soir et 38°4 le matin. On ordonne : cataplasme laudanisé. Thé de bœuf.

Le 10 juin, l'organe se trouvant de nouveau rempli et toujours sensible, les éructations persistant mais sans qu'aucun vomissement ait lieu, on fait encore usage de la pompe. La céphalalgie et la fièvre demeurent toujours aussi intenses.

Jusqu'au 14, même état ; l'estomac est toujours distendu, gargouillant et douloureux.

A partir de ce jour, la fièvre tombe graduellement, les douleurs diminuent, les renvois et les nausées disparaissent, l'appétit renaît et le 4 juillet, la malade quitte l'hôpital, conservant toujours une notable dilatation de l'estomac.

En janvier 1882, S. E... se représente à la consultation, disant s'être assez bien portée depuis sa sortie. Cependant, depuis huit mois, elle a des renvois après les repas, du gonflement de l'épigastre avec sensation de brûlure à ce niveau ; elle est habituellement constipée.

L'ampliation gastrique a fait des progrès, car la sonorité tympanique de l'organe s'étend jusqu'à trois travers de doigt au-dessous du nombril.

On commence le traitement méthodique par le lavage le
20 janvier. Le liquide injecté ressort trouble et un peu jaunâtre.

Le 24, on soumet la malade au régime lacté dont l'effet immédiat semble être d'amener une diminution des douleurs.

La lixiviation est renouvelée tous les 4 jours.

Le 31 janvier, la malade se plaint de coliques et d'une légère
céphalalgie. Les renvois sont moins fréquents et les vomissements
n'ont point reparu. La région ombilicale est sensible à la pression ;
l'ampliation gastrique garde la même étendue.

Cette femme, dont l'estomac allait à l'ombilic lors de sa
sortie du service, revient dix-huit mois après, et la grande
courbure est descendue à trois travers de doigt plus bas,
témoignant des tendances à la progression qu'offre l'ectasie.

DURÉE DE LA MALADIE.

Cependant, cette expansion progressive ne s'effectue pas
avec une rapidité constante et égale chez tous les sujets, ce
qui se conçoit facilement si on se rappelle le grand nombre de
causes qui peuvent lui donner naissance. D'autre part, l'intensité de la cause première doit aussi être prise en considération.

On ne peut donc lui assigner, même approximativement,
une époque à laquelle elle aura atteint ses dernières limites,
et cela pour ce motif encore qu'on assiste rarement à ses débuts et que d'ailleurs on ne peut faire remonter son évolution
au moment où les malades ont éprouvé les premiers troubles
digestifs. En effet, ainsi que nous l'avons montré, ceux-ci
peuvent ne se déclarer que quand l'organe a acquis une ampleur déjà fort grande, ou encore l'ectasie n'arrive que tar-
divement. Et qui plus est, la rapidité de la marche étant su-
bordonnée à des causes diverses, telles que l'état général du
sujet, sa position sociale, son genre d'alimentation, etc., elle
diffère forcément dans chaque cas particulier.

Cependant, d'une façon générale, on est en droit de dire que l'ampliation chronique est une maladie à long cours, pouvant évoluer en dix ou quinze années et même davantage; ce n'est qu'au bout d'un temps ordinairement fort long que l'organe arrive à atteindre le bas-fond de la cavité abdominale.

Qu'elle procède par poussées successives ou marche d'un pas lent mais continu, la maladie n'en montre pas moins une tendance remarquable à la chronicité. Si on ne rencontre pas toujours, même à l'autopsie, des estomacs ayant envahi la presque totalité du ventre, cela ne doit en rien étonner; tel fait, au contraire, confirme ce que nous venons de dire au sujet de la durée de la maladie gastrique et prouve que son évolution est beaucoup moins rapide que celle de l'affection génératrice ou concomitante qui a amené la mort.

TERMINAISON.

Envisagée dans sa plus grande simplicité, la dilatation offre par elle-même une excessive gravité. Bénigne en apparence dans les premiers stades du mal, elle est d'autant plus redoutable qu'elle cache une terminaison trop souvent fatale. Les pertes séreuses et sanguines font tomber les malades dans un état de cachexie profonde, troublent le fonctionnement régulier des centres nerveux; il ne reste plus alors qu'une seule issue possible, la mort.

De guérison spontanée, nous n'avons rencontré aucun exemple, cependant elle ne semble point impossible, surtout si le malade se trouve soumis à des conditions autres que celles au milieu desquelles il a contracté son mal. Si l'ampliation n'est point trop accusée, l'estomac pourra reconquérir sa puissance et le péril sera conjuré.

CHAPITRE V

Diagnostic ; erreurs de diagnostic.

L'extension que nous avons accordée, à dessein, à l'étude de la symptomatologie de l'affection, nous dispense de revenir sur les signes permettant de reconnaître la dilatation stomacale.

DIAGNOSTIC DE LA CAUSE
LA DILATATION EST-ELLE SIMPLE OU SYMPTOMATIQUE D'UN RÉTRÉCISSEMENT DU PYLORE ?

Il est loin cependant que le diagnostic d'ectasie suffise au clinicien ; il doit rechercher si elle est essentielle ou si, ce qui est le cas le plus courant, elle dépend de certaine maladie locale ou générale. C'est une question de premier ordre qui doit primer tout, si on veut entreprendre une thérapeutique rationnelle.

C'est par une recherche approfondie des commémoratifs, desconditions de milieu dans lesquelles a vécu le sujet, de l'examen local, etc., que l'on arrivera à se faire jour sur ce point. L'étiologie, si complexe qu'elle soit, doit constamment demeurer présente à l'esprit de l'observateur ; il doit passer en revue les causes nombreuses qui sont capables d'engendrer le mal, en commençant par les plus ordinaires. C'est une règle dont le praticien ne doit jamais se départir, sous peine de commettre les erreurs les plus préjudiciables au malade et à sa propre réputation.

Ce qu'il importe de connaître avant tout, c'est l'existence ou la non-existence d'un obstacle au pylore.

Lé carcinôme, le plus fréquent de tous, peut exister long-temps avant qu'on puisse le reconnaître; cependant, il nous semble que dans bien des circonstances on lui a attribué des dilatations alors qu'il n'existait pas. Sous l'empire de la vieille théorie, qui voulait que toute ampliation fût symptomatique d'une obstruction du pylore, on a sans doute accusé faus-sement, en mainte occasion, le cancer d'en être la cause. Mais aujourd'hui que la lumière est faite sur la dilata-tion sans obstacle à l'orifice de sortie, son importance en est de beaucoup amoindrie. Cette réaction, si légitime qu'elle puisse être, ne saura manquer que de devenir exagérée et de faire repousser, souvent à tort, l'idée d'une néoplasie.

Cependant, tant que la palpation ne permettra pas de cons-tater un épaississement ou une tumeur aux environs de l'orifice de sortie, on sera en droit de songer à une dilatation simple. Constaterait-on même une coloration jaunâtre des té-guments, il ne faudrait pas se hâter de conclure en faveur du cancer, à moins que la teinte jaune-paille ne se montre bien franche et ne s'accompagne des signes habituels de la cachexie. L'impuissance du traitement rationnel dirigé contre la dila-tation simple aidera à reconnaître la nature de la maladie.

Mais s'il ne s'agit que d'une hypertrophie fibreuse limitée à l'anneau pylorique ou d'un rétrécissement cicatriciel, rien ne saurait en donner connaissance si le pylore garde sa situa-tion ordinaire; ici, le diagnostic différentiel demeure impos-sible. A plus forte raison, si le rétrécissement porte sur le duodénum.

A part les tumeurs ou épaississements, le palper et la per-cussion ne nous fournissent aucune donnée sur l'état ana-tomique des tuniques de l'estomac; force est donc de re-courir à l'analyse des troubles fonctionnels offerts par le malade.

Revenir sur ce point ne serait que renouveler ce que nous avons dit dans un des précédents chapitres; nous croyons plus utile de relever les erreurs de diagnostic consignées dans les différents ouvrages et d'apporter modestement notre tribut, joignant ainsi nos fautes à celles commises avant nous.

Erreurs de diagnostic.

En parcourant les recueils scientifiques, on trouve consignées çà et là quelques erreurs de diagnostic, mais un fait à remarquer, c'est que ceux qui s'en font rapporteurs sont rarement ceux qui s'en sont rendus coupables, mais bien, le plus souvent, d'autres qui ont constaté la faute *post mortem*. Ceux-là sont de beaucoup les plus rares qui avouent s'être trompés ; aussi, est-ce à ce manque de bonne foi en matière scientifique, que l'on doit attribuer la pénurie d'observations de ce genre.

DILATATIONS MÉCONNUES.

Jodon (*loc. cit.*) est le premier qui en rapporte un cas mémorable. Cet auteur raconte qu'en 1620, une femme, qui présentait un développement exagéré du ventre, fut regardée d'abord comme grosse d'enfant ; mais le temps de la gestation normale étant révolu, on la crut hydropique. Tous les traitements institués demeurèrent inefficaces et cette malheureuse succomba aux progrès de l'affection. L'abdomen étai si développé que la famille demanda que l'ouverture du corps fût faite pour que l'on pût faire entrer le cadavre dans le cercueil. L'autopsie, faite presque par hasard, laissa voir un estomac d'une capacité de quatre-vingt-dix livres ; cette dilatation méconnue était due à un kyste hydatique obstruant la lumière du pylore.

Bonet (*loc. cit.*) cite un cas analogue ; il s'agit encore d'une femme que l'on croyait devoir devenir mère et qui mourut en cet état ; le cadavre fut apporté par des élèves en l'amphithéâtre du maître. L'estomac, énormément distendu, occupait toute la cavité abdominale et recouvrait la presque totalité des intestins. La matrice était petite et normale.

Ainsi, dans ces deux exemples, le développement du ventre, dû à l'estomac amplifié, avait été pris pour une grossesse, erreur qui se comprend d'autant mieux que les vomissements peuvent donner le change. Cependant, dans les cas douteux, il suffit de se renseigner sur la marche suivie dans le développement de l'abdomen et de savoir s'il a marché de bas en haut ou de haut en bas. D'aussi grossières erreurs, admissibles à cette époque, ne sauraient être renouvelées de nos jours.

Dans le fait de Jodon, avons-nous dit, la durée de l'affection avait forcé à changer de diagnostic et l'on s'était arrêté à l'hypothèse d'ascite.

Cet exemple n'est pas unique, car Vacca, cité par Bard (*loc. cit.*), rapporte qu'une paracentèse abdominale, pratiquée chez un malade, donna issue à une certaine quantité d'eau que l'on prit pour du liquide ascitique. L'autopsie démontra qu'il n'existait pas une seule goutte de liquide péritonéal, mais que toute la partie antérieure de l'abdomen était occupée par un vaste sac rempli de liquide; c'était le ventricule.

Chaussier (*loc. cit.*) également parle d'un homme à qui des charlatans ponctionnèrent l'estomac croyant évacuer un épanchement ascitique. Il sortit par la canule des gaz, de l'écume, du mucus, enfin une bouillie mélangée de filaments noirâtres. Le malade, d'abord soulagé, succomba dans la nuit qui suivit l'opération. L'ouverture du corps laissa voir un estomac descendant jusque dans le petit bassin et un squirrhe, au pylore. L'auteur termine son récit, plein d'intérêt, par cette exclamation : *hinc ediscant chirurgi!*

Ces paroles de Chaussier ne sauraient trop être méditées, car l'ascite est, sans contredit, une des affections qui prêtent le plus à la confusion avec l'ectasie stomacale. Aussi, est-ce avec raison que Valleix, dans son *Guide du médecin pra-ticien,* résume dans un tableau synoptique les signes diffé-rentiels de ces deux états, ce qui nous dispense de nous ap-pesantir davantage sur la question.

Cependant, nous devons faire la remarque que la coïnci-dence de l'ascite avec l'ectasie de l'estomac n'est point im-possible, puisque nous avons montré que celle-ci peut être due aux maladies du foie, lesquelles s'accompagnent souvent d'hydropisie péritonéale. Dans ces cas, le diagnostic peut être hérissé de difficultés, mais l'emploi du gastromètre rendra facile la solution du problème.

Rilliet, de Genève (*loc. cit.*, p. 227), avoue avoir commis une erreur dans les circonstances suivantes : appelé à voir un malade dont l'affection remontait à sept semaines et s'était caractérisée par un début brusque avec sentiment de barre épigastrique, de l'anorexie, un sentiment habituel d'indiges-tion mais sans vomissements, il examina attentivement et à plusieurs reprises l'abdomen augmenté de volume. Il trouva une tumeur lisse, rénitente, de fluctuation douteuse, indolore à la palpation, ne présentant aucun frémissement, sans mo-dification par le déplacement. Ce clinicien, dont l'autorité en matière de diagnostic n'est point douteuse, demeura pendant entre kyste ou tumeur probable de l'épiploon.

L'autopsie lui ménageait une surprise et le prétendu kyste, auquel il accordait la préférence, n'était que l'estomac énor-mément amplifié et rempli d'une bouillie noirâtre. Le ven-tricule occupait la plus grande partie de l'abdomen et la quan-tité de matières qu'il contenait était assez considérable pour remplir plus d'une seille. Les parois avaient leur épaisseur ordinaire et le pylore était perméable.

L'auteur fait, à ce propos, cette observation fort juste que, dans les cas de ce genre, alors même qu'il y aurait vomisse-ment, l'erreur pourrait être aussi bien inévitable, vu l'absence presque constante des symptômes abdominaux. C'est du reste ce qui est arrivé à Andral chez une malade qui ne portait aucune tumeur sensible de l'abdomen ; aussi, dans ces cas, la composition des vomissements est-elle grandement utile pour éclairer le diagnostic.

Tous les exemples que nous avons recueillis se rapportent à des dilatations méconnues, ce qui s'explique aisément par la prétendue rareté de la maladie; aussi l'idée en venait-elle rarement à l'esprit des observateurs, surtout si l'affection ne s'imposait pas d'elle-même par quelque signe saillant.

DILATATION DU CÔLON TRANSVERSE SIMULANT UNE ECTASIE STOMACALE.

Mais aujourd'hui que l'ectasie commence à être connue, il est encore bien des pièges tendus devant celui qui la recherche ; il se trouve exposé à tomber dans le défaut contraire, et peut, s'il ne s'entoure de toutes les précautions possibles, diagnostiquer une dilatation qui n'existe pas. Ayant été témoin de deux cas dans lesquels l'erreur a été commise et participé nous-même à la faute, nous nous faisons un devoir de consigner ces exemples dans notre travail, afin de prémunir contre de semblables méprises et de convaincre de la nécessité qui s'impose de ne négliger aucun moyen pour assurer le diagnostic.

Un jeune homme d'une vingtaine d'années, atteint de tuberculose pulmonaire à marche chronique, fut traité pendant plus d'un an au service de M. le professeur Bernheim. Quelques vomissements attirèrent l'attention vers l'estomac; voussure épigastrique énorme, clapotement manifeste constaté à différentes reprises, firent admettre une dilatation.

A l'ouverture du corps, on put reconnaître que l'estomac, que l'on s'attendait à voir amplifié, était au contraire très-petit, caché sous le foie et la cage thoracique; il ne mesurait que 13 centimètres transversalement et 6 centimètres en hauteur. Par contre, le côlon transverse se trouvait abaissé et énormément distendu.

C'est bien évidemment dans la cavité côlique que s'est produit ce clapotement que l'on a faussement attribué à l'estomac.

Le fait qui va suivre est bien plus frappant encore, en ce sens que l'estomac était tellement rétréci qu'il était devenu presque méconnaissable.

Nous fûmes appelé à voir, au commencement de 1881, dans le service de M. le professeur Parisot, une femme de 46 ans que l'on croyait atteinte de carcinôme pylorique avec dilatation consécutive.

Cette malheureuse alcoolisée avait vu des accidents gastriques se déclarer à l'époque de la ménopause : hématémèses, vomissements glaireux et alimentaires, épigastralgie, etc. Depuis huit ans, ces symptômes ayant persisté, elle était devenue profondément cachectique avec œdème des jambes et coloration jaune-paille des téguments.

Lors de notre visite, nous trouvâmes l'épigastre bombé, rénitent, donnant de la sonorité tympanique jusqu'à un travers de doigt au-dessous de l'ombilic. Nous ne pûmes obtenir le bruit de flot ; mais M. Parisot, interne du service, qui nous accompagnait, nous affirma qu'il avait été nettement perçu à diverses reprises.

L'excessive faiblesse de cette femme qui s'éteignait lentement, dut nous faire interrompre notre examen d'après lequel, cependant, nous acceptâmes le diagnostic porté.

L'histoire raccourcie de cette malade est extraite de la communication faite, le 9 février 1881, à la Société de médecine de Nancy par notre excellent collègue et ami, le Dr J. Schmidt (*loc. cit.*), et nous reproduisons textuellement le passage de l'autopsie où il est fait mention des viscères abdominaux.

« A l'ouverture de l'abdomen, on trouve dans la cavité

péritonéale une certaine quantité de sérosité citrine, claire, limpide, sans trace d'inflammation, sans adhérences des anses intestinales entre elles ou avec les différents viscères. Le côlon transverse, fortement distendu par des gaz, dépasse par son bord inférieur la région ombilicale, tandis que le bout inférieur du gros intestin et l'ampoule rectale sont remplis de scybales dures, peu colorées.

« C'est cette distension du côlon transverse qui, à un examen superficiel, avait fait songer à une dilatation stomacale. De celle-ci, non-seulement il n'en est pas question, mais ce n'est même qu'après une recherche minutieuse que l'on trouva, entre l'œsophage et l'intestin grêle, une portion rétrécie du tube digestif, rappelant assez bien par son aspect extérieur une anse de côlon et qui constituait l'estomac. Celui-ci est très-petit, ses parois sont un peu épaissies, mais les orifices sont complètement libres, on n'y trouve aucune trace de tumeur et, bien que sur la muqueuse, on aperçoive, à la face postérieure et à la grande courbure, deux taches noirâtres assez mal limitées, recouvertes d'un semis de points ardoisés, nulle part on ne trouve de cicatrice radiée comme celle que laissent les ulcères ronds guéris.

« Insufflé, l'estomac a une contenance de 105 centimètres cubes ; il mesure, du cardia au pylore, 7 centimètres au lieu de 12 et la grande courbure n'a que 16 centimètres et demi au lieu de 25, dimension normale. »

Cette déception flagrante que l'autopsie nous réservait, ne manqua pas de nous faire méditer sur la valeur des signes qui avaient permis de porter un diagnostic erroné. Or, dans ces deux cas, il avait été basé sur la fréquence des vomissements, l'étendue de la sonorité tympanique et le bruit de flot ; tous deux se produisaient dans le côlon dilaté, preuve qu'aucun de ces signes n'est propre à la dilatation stomacale. Ces phénomènes purement physiques seront en effet les mêmes, pourvu que la cavité dans laquelle ils se produisent soit assez vaste et contienne un liquide en même temps que des gaz ; or, le côlon dilaté est merveilleusement propre à remplir ces conditions et à donner le change en raison même de sa contiguïté avec l'estomac.

Il est certain que si on eût pratiqué l'examen avec toutes les précautions que nous avons décrites plus haut, il n'y eût pas eu de méprise possible. Ces deux exemples doivent être mis en relief pour faire voir combien il est dangereux d'asseoir son diagnostic sur quelques signes considérés à tort comme pathognomoniques.

SITUATION VERTICALE DE L'ESTOMAC ; CONFUSION POSSIBLE AVEC UNE DILATATION.

Mais il est encore une autre circonstance dans laquelle on peut se tromper et que nous avons laissé entrevoir déjà dans le chapitre symptomatologie, c'est quand il y a situation verticale de l'estomac. En effet, la matité obtenue par la percussion peut descendre très-bas, et si l'on n'a pas soin de la délimiter très-exactement dans le sens transversal, on pourra croire à une dilatation, d'autant plus facilement que dans ces conditions le bruit de glouglou sera encore aisé à produire. Ici, le gastromètre que nous avons vu nous renseigner immédiatement sur le lieu occupé par la partie déclive de l'estomac, ne peut faire savoir si cet organe a une situation verticale ou non. Il faut donc avoir recours à un autre moyen.

D'abord, après avoir fait ingurgiter au malade une certaine quantité de liquide, on voit, par la percussion, la forme et l'étendue que prend le champ de la matité, ce qui exige un peu d'expérience de la part de l'examinateur. Mais si le sujet est soumis au traitement par le lavage, on peut se rendre un compte facile de cette situation.

Après avoir introduit dans l'estomac quelque peu de li-

quide au moyen du tube pour amorcer le syphon, on abaisse
l'entonnoir dans une position telle qu'il n'y ait plus courant
vers l'intérieur ou reflux vers l'extérieur ; l'équilibre étant
établi, et si l'entonnoir est en verre, on fait passer un rayon
visuel à la surface de l'eau et on marque le point où il rencontre le plan antérieur du corps.

On verse ensuite rapidement une nouvelle quantité d'eau,
un demi-litre environ ; si l'estomac est ample et horizontal,
le liquide récemment ajouté se répartissant sur une large
surface, le niveau ne s'élèvera que d'une très-faible hauteur,
ce que l'on reconnaîtra en mirant de nouveau à la surface
du liquide contenu dans l'entonnoir et en considérant le nouveau point d'intersection du rayon visuel avec le plan antérieur du corps.

Si, au contraire, l'estomac est verticalement situé et forme
un cylindre à diamètre relativement étroit, la même masse
liquide suffira pour élever le niveau d'une quantité fort remarquable.

Avec ce procédé fort simple on pourra établir un diagnostic
différentiel, mais à la condition que le malade laisse dans
le relâchement ses muscles abdominaux et son diaphragme,
ce que l'accoutumance permettra de réaliser.

CHAPITRE VI

Pronostic.

Le pronostic ne peut être réglé d'une façon absolue, car si, dans quelques circonstances, il relève tout entier de l'ampliation et de sa marche, le plus souvent il est subordonné à la maladie primitive ou à quelque complication du côté des autres organes.

En présence d'un cancer, par exemple, l'ectasie n'est évidemment qu'un épiphénomène de peu d'importance, puisque la destinée du malade est fatalement enchaînée à l'évolution d'un néoplasme que l'on sait être impardonnable.

Les rétrécissements cicatriciels, quoique moins dangereux, n'en constituent pas moins une circonstance fâcheuse qui assombrit le pronostic. Qui pourra prévoir, en effet, si ce tissu de cicatrice, éminemment rétractile, n'arrivera pas un jour à fermer complètement la lumière du pylore et à interrompre toute communication entre l'estomac et l'intestin ? Au demeurant, si la formation du tissu cicatriciel remonte à une époque assez éloignée pour que l'on puisse croire que la rétractilité a achevé son œuvre, le danger sera beaucoup moins redoutable et laissera place à l'espoir d'un retour possible vers le rétablissement des fonctions gastriques.

Les obstacles au pylore constituent donc les lésions les plus fâcheuses au point de vue de l'évolution ultérieure de l'ectasie gastrique.

D'autre part, si le sujet est atteint d'une affection générale, et la tuberculose s'impose en premier chef, l'issue funeste sera presque inévitable. La situation déjà périlleuse est rendue beaucoup plus grave encore par le fait même de l'ectasie de l'estomac et des accidents qui lui sont propres.

Toutefois, même en désespoir de cause, il conviendra de lutter avec énergie contre les troubles gastriques, ne serait-ce que pour rendre à de malheureux condamnés leurs derniers moments moins pénibles. Du reste, le rétablissement des fonctions de l'estomac et le traitement dirigé contre l'ampliation, en modifiant le terrain sur lequel a éclos la phthisie, peuvent favoriser la guérison de celle-ci ; c'est ainsi que MM. Debove et Dujardin-Beaumetz (1) sont venus proposer un nouveau mode d'alimentation chez les phthisiques et ont annoncé des résultats favorables, mais aussi des échecs ; ces résultats jusqu'ici peu brillants, ne laissent pas cependant que de donner de l'espoir et permettent de croire en la possibilité de la guérison de la maladie tuberculeuse et en même temps de l'ampliation stomacale concomitante.

La gravité du pronostic repose donc sur l'état plus ou moins sérieux de la maladie dont elle est symptomatique ; mais, quand l'ectasie est simple et ne s'accompagne que d'un catarrhe de la muqueuse, l'ancienneté des accidents est le point principal sur lequel on puisse asseoir son jugement concernant la destinée du malade.

Plus on se trouve rapproché du début de l'affection, plus les chances sont grandes en faveur du retour à la santé.

De nos jours, où la thérapeutique stomacale est entrée dans une voie nouvelle et dispose de moyens d'autant plus puissants que leur indication est mieux assise, le praticien trouvera en elle un secours précieux pour conjurer les accidents, arrêter la dilatation dans sa marche, sinon la guérir.

Ce serait s'abuser étrangement de s'attendre à restituer à l'estomac la tonicité qu'il a perdue, car il ne la recouvre que bien rarement ; l'espérance d'une guérison complète sera toutefois d'autant plus légitime qu'on interviendra en un temps plus proche du début du mal.

---

1. Société médicale des hôpitaux, 28 octobre 1881.

En thèse générale, on peut dire qu'une ampliation s'amende mais ne guérit pas.

Qu'on se rassure cependant : l'état de dilatation serait-il même incurable, ses dangers peuvent être palliés, il y a encore guérison, mais guérison relative.

Si, d'une part, il ne faut point être pessimiste, il convient, d'autre part, de ne pas se montrer trop optimiste, même en cas de succès, et se convaincre que, toutes les fois qu'une dilatation stomacale simple a existé ou existe encore, demeurant même compatible avec une santé parfaite, le retour des accidents gastriques est facile, et c'est en prévision de cette éventualité, que le praticien devra établir son pronostic.

CHAPITRE VII

Traitement.

S'il est vrai que l'ectasie stomacale prend naissance dans des circonstances si variées, il en résulte qu'on ne peut tracer à l'avance une ligne de conduite unique pour le traitement. Pourra-t-on, en effet, espérer en la guérison de l'ectasie si on ne s'applique tout d'abord à faire disparaître ou au moins atténuer la cause qui l'a produite? Certes non, et c'est ici le lieu de rechercher avec le plus grand soin l'origine du mal, afin d'entreprendre une thérapeutique rationnelle.

Notre but n'est pas d'établir la médication qu'il convient de suivre dans chaque cas particulier, mais simplement de régler celle que réclament la dilatation et l'altération locale qui l'accompagne le plus souvent, c'est-à-dire le catarrhe de la muqueuse.

LAVAGE DE L'ESTOMAC.

Dans l'ectasie, ainsi que nous l'avons fait précédemment remarquer, les aliments séjournant un temps beaucoup trop long dans l'estomac, s'imprègnent d'un mucus abondant qui les soustrait à l'action des sucs digestifs, puis finissent par entrer en fermentation, perpétuant ainsi et aggravant sans cesse l'état morbide de la muqueuse.

Que convient-il de faire pour remédier à ces inconvénients?

Enlever ce résidu au fur et à mesure qu'il est devenu impropre à la digestion, dépouiller l'organe du vernis muqueux anormal qui le tapisse, en un mot, le mettre à même d'entrer en fonction, le placer dans les conditions les plus semblables à celles d'un estomac sain. L'extraction d'un contenu indigéré, agissant tant par son pouvoir irritant que par son propre poids, la lixiviation de la muqueuse gastrique, voilà qui répond entièrement à cette première indication.

Nous ne voulons pas entrer dans la description des appareils inventés dans ce but et nous ne faisons mention des appareils de Jürgensen, Schörrer, Hodgen, Kussmaül, Ziemssen, etc., que pour en répudier l'emploi, malgré les immenses services qu'ils eussent rendus en leur temps ; la difficulté de leur maniement et les dangers qu'offre leur manœuvre tendent aujourd'hui à les faire abandonner.

C'est aux tubes souples et résistants à la fois que l'on donne avec raison la préférence, car ils offrent tous les avantages des sondes rigides sans en avoir les inconvénients. Le tube-syphon de Faucher est admirablement combiné sous ce rapport et, à notre avis, répond parfaitement aux exigences de la pratique.

Dans ces derniers temps, le Dr Audhoui a voulu le détrôner par une sonde molle, à double courant, à laquelle il attribue un nettoiement plus complet de la cavité gastrique. Le système du double courant avait été déjà appliqué par Ploss, avec cette différence toutefois que son tube était demi-rigide au lieu d'être mou comme celui d'Audhoui. Sans vouloir faire le procès de l'appareil de ce dernier, il nous sera cependant permis de le regarder comme peu pratique, par cela même qu'il nécessite l'emploi d'une pression d'eau assez forte dont l'obtention, quoique facile, n'en complique pas moins beaucoup trop l'appareillage.

Nous acceptons donc pleinement le tube de Faucher comme remplissant le but que l'on se propose et lui faisons grâce, en raison de sa simplicité, des faibles désavantages qu'il présente sur le précédent.

Le lessivage de l'estomac, acte purement mécanique, depuis longtemps déjà a fait ses preuves, et nous-même n'avons eu qu'à nous louer de son emploi. Dès la troisième ou quatrième séance, l'accoutumance à l'opération est complète, ainsi que nous pouvons l'affirmer par expérience personnelle, et le malade vient de gaîté de cœur réclamer une intervention qu'il commence généralement à reconnaître salutaire. Dans la plupart des cas, l'amélioration ne se fait point longtemps attendre, ainsi qu'on le verra par l'histoire du malade suivant.

OBSERVATION XLI [1].

Dyspepsie datant de dix années ; depuis deux ans, inappétence, malaises divers provoqués par la digestion ; vomissements depuis six mois. — Dilatation de l'estomac qui descend à 4 centimètres au-dessous de l'ombilic. — Cessation des accidents après le huitième lavage.

Pierron, Dominique, employé au chemin de fer, approche de la soixantaine ; il a toujours vécu sobrement et usé d'une nourriture très-souvent composée de légumes et de lard.

Malgré cela, il a toujours bien digéré jusqu'à il y a dix ans. De temps à autre, seulement, il avait des aigreurs après les repas, symptôme auquel il prêtait peu d'attention, puisqu'il ne se déclare malade que depuis une paire d'années.

L'heure du repas venue, son estomac ne lui demande rien ; s'il mange, c'est par raison, et cependant il arrive à prendre une quantité suffisante de nourriture ; peu après, il éprouve une sensation de pesanteur et son épigastre gonfle au point qu'il doit desserrer ses vêtements. Souvent, vers 11 heures du soir, il est tourmenté par des régurgitations acides ; le sommeil est agité, il rêve constamment, remue beaucoup dans son lit, aussi éprouve-t-il au moment du lever une grande lassitude.

En septembre 1881, se montrent les vomissements, de deux à quatre heures après chaque repas, se répétant plusieurs fois dans

---

1. Observation communiquée par M. Bernheim et recueillie par M. P. Parisot, interne du service.

l'espace d'une heure ; le malade a la sensation d'eau pesant sur son estomac. Les forces commencent à lui manquer, il est sujet aux vertiges, devient profondément triste, car il soupçonne une maladie incurable. La maigreur, ordinaire au sujet, est devenue extrême en même temps que sa face a pris une teinte jaunâtre.

Le traitement par le vin de quinquina et les infusions de feuilles d'oranger demeura naturellement sans effet. Le régime lacté, commencé le 23 novembre et continué avec persévérance pendant 10 jours, n'ayant eu aucun résultat appréciable, P... se décida à reprendre son régime habituel.

Depuis un mois, il est en congé de service ; mais le repos ne lui est pas plus favorable.

Dans ces trois derniers jours, les vomissements ayant doublé de fréquence, le malade vient s'adresser à M. le professeur Bernheim, le 17 février 1882.

Profondément émacié, aux pommettes saillantes, aux yeux excavés, P... est d'une pâleur de cire. L'examen des poumons ne laisse aucun doute sur leur intégrité ; le cœur paraît également sain.

Le ventre est voussuré dans sa partie supérieure, tout à fait indolore. L'estomac descend à deux travers de doigt au-dessous de l'ombilic et ne présente ni tumeur ni induration au voisinage du pylore.

On vide l'organe qui contient des gaz fétides et quelque peu de liquide d'odeur repoussante ; de l'eau simple d'abord, puis de celle Châtel-Guyon sont employées au rinçage.

Deux jours après, le malade revient en meilleur état, car il n'a plus vomi ni eu la sensation de liquide restant dans son estomac ; déjà il se sent plus de forces. Il n'a pris que du lait et du bouillon et trouve cette nourriture insuffisante ; on lui permet l'usage des œufs. Le second lavage est fait avec une facilité extraordinaire.

Le mieux s'accentue, aussi le patient vient-il de gaîté de cœur réclamer un nouveau lavage le 21 février. On ajoute à son régime la viande hachée et un demi-verre de vin.

Ce surcroît d'alimentation détermine quelques rapports nidoreux, mais pas de vomissements. Le 24 février, on fait une nouvelle lixiviation ; de même le 27, car le patient a eu encore conscience du clapotement stomacal pendant la nuit.

Le 8 mars, tous les malaises, renvois, nausées, ont disparu. La sonorité stomacale descend toujours au-dessous de l'ombilic. L'appétit est revenu, la digestion est normale ; les garde-robes, autrefois difficiles, sont maintenant régulières.

Nous profitons de la visite du malade, le 12 mars, pour faire usage du gastromètre.

Son introduction est facile ; la balle de plomb descend à $0^m,63$ à partir de l'arcade dentaire. Le sujet étant de grande taille, nous en retranchons $0^m,13$, ce qui nous donne $0^m,50$ de l'angle saillant du cartilage thyroïde au fond de l'estomac. Reportée extérieurement, cette mesure nous montre que l'organe descend à $0^m,04$ au-dessous de l'ombilic, jusqu'à la ligne bis-iliaque, résultat qui concorde entièrement avec les données fournies par la percussion.

Deux lavages sont faits encore le 15 et le 22 ; le 28, P... vient dire que depuis 10 ans il n'a jamais eu si parfaite santé. Non-seulement il ne ressent plus aucune gêne après les repas, mais son sommeil est réparateur et au réveil il se sent gai, alerte et fort dans son travail qu'il a repris depuis une quinzaine de jours ; il ne sent plus aucune fatigue, même quand il fait ses 24 heures de service. Il mange maintenant des viandes rôties et des œufs et se voit même obligé de modérer sa gloutonnerie.

Le visage reprend une teinte rosée, les traits sont moins étirés. Le ventre est plat, souple, de volume moindre et ne gonfle plus après le repas, ce qui a forcé le malade à rétrécir la ceinture de son pantalon. On lave encore l'estomac.

Quinze jours se passent sans une minute de souffrance, après lesquels P... vient, ainsi qu'il lui a été recommandé, se soumettre à une nouvelle lixiviation. Nouvel examen au gastromètre qui donne les mêmes résulats que précédemment.

Le succès a été presque immédiat chez ce malade ; le premier lessivage a mis fin aux vomissements ; après le quatrième, tous les symptômes pénibles ont disparu ; au huitième, le ventre est revenu en son état normal et le bien-être ressenti par le sujet fut tel qu'il nous dit ne s'être jamais si bien porté depuis dix ans : il mange de grand appétit, digère facilement, jouit d'un sommeil calme et réparateur.

On se tromperait grandement si on s'attendait toujours à un résultat aussi prompt ; généralement, au contraire, on n'obtient, au début, qu'une amélioration peu marquée et le retour au fonctionnement normal de l'estomac est d'autant plus lent à obtenir que la maladie a été de plus longue durée. C'est ainsi qu'il en a été chez une malheureuse femme qui avait déjà souffert de l'estomac pendant quatorze années.

OBSERVATION XLII [1].

Dyspepsie datant de quatorze années ; malaises et vomissements se répétant presque chaque nuit, depuis trois ans. — Dilatation de l'estomac à deux travers de doigt au-dessous de l'ombilic. — Digestions normales après le douzième lavage.

Mme Laurent a atteint sa quarantième année. L'affection pour laquelle elle vient consulter à l'hôpital, le 25 décembre 1881, remonte à quatorze ans.

Au début, c'étaient des crampes d'estomac revenant après avoir mangé, une ou deux fois seulement par semaine et sans aucune régularité. L'appétit néanmoins est demeuré bon, les digestions faciles et les selles régulières.

Trois ans après cet état de malaise, les vomissements ont commencé, se reproduisant surtout la nuit.

Mais, depuis dix ans, chaque repas réveille ces souffrances ; celui du soir, notamment, jouit de ce triste privilège ; les douleurs continuent durant la nuit entière. Malgré cela, cette malheureuse femme ne vomit pas souvent, une fois environ par semaine ; mais, dans ces derniers mois, elle eut coutume de rendre chaque jour ce qu'elle avait pris.

Dès 1875 déjà, la malade a cessé de prendre de la viande ; elle se nourrit presque exclusivement de lait.

Mme L... n'est point nerveuse ; elle a eu trois enfants et sa dernière grossesse remonte à vingt ans. Elle en est aujourd'hui à l'approche de son retour annoncé par des ménorrhagies qui contribuent encore à l'affaiblir.

Cette femme, dont la constitution est primitivement bonne, a maigri en ces derniers mois, mais son teint est demeuré assez

1. Observation de M. le professeur Bernheim, recueillie par son interne M. P. Parisot.

frais ; elle accuse une très-grande faiblesse et une lassitude inaccoutumée. Jamais elle n'a eu ni toux ni expectoration.

L'épigastre est effacé, sensible dans toute son étendue ; la pression au niveau de la pointe du sternum produit une vive douleur sans irradiation dorsale. La sonorité stomacale descend jusqu'à deux travers de doigt au-dessous de l'ombilic.

On procède au rinçage avec l'eau de Châtel-Guyon.

Deux jours après, la patiente vient dire qu'elle a vomi comme d'habitude et que son estomac ne s'est point montré plus tolérant, puisqu'il a rejeté le poisson qu'elle avait cru pouvoir digérer. Nouveau lavage.

Le 29 décembre, on recommence l'opération, qui arrête les vomissements pour quelques jours ; mais le lait seul compose l'alimentation.

Le 4 janvier 1882, les crampes reparaissent et le manger n'est plus supporté ; le 6, elle vient recourir au syphonnement. Tous les quatre ou cinq jours on recommence la lixiviation.

A partir du 15, il n'y a plus ni éructations ni vomissements ; les douleurs ont cédé, si bien que Mme L... dit n'avoir jamais été aussi à l'aise depuis six ans.

Cette amélioration persiste, entrecoupée cependant par quelques vomissements, mais à des distances de plus en plus éloignées. Après le 12e lavage, la malade digère parfaitement bien.

L'utilité du lessivage étant reconnue, il faut établir quand et à quels intervalles de temps il convient de le répéter.

Il est préférable d'entreprendre l'opération dans un temps le plus éloigné qu'il se puisse du principal repas, afin de soustraire les résidus, de desservir les restes d'un festin inachevé ; cette pratique aura, en outre, l'avantage d'approprier l'organe en temps voulu, de nettoyer cette cavité qui va recevoir de nouveaux aliments.

A la seconde question, il est impossible de donner une solution unique ; cependant on peut poser en règle générale que plus les vomissements seront fréquents et copieux, plus il faudra insister sur la fréquence des lavages. Deux lixiviations par jour ne seront pas de trop dans ces circonstances graves ;

mais on pourra graduellement en diminuer le nombre au fur et à mesure que le mieux se fera sentir.

Loin de condamner le malade à pareille servitude, il ne sera indiqué le plus souvent de renouveler l'opération que tous les deux ou trois jours, et dans les exemples que nous avons eu sous les yeux, cela a suffi. Mais l'observation XXXII montre qu'on peut se voir obligé d'évacuer l'organe plusieurs fois dans une journée.

Le praticien sera seul juge à cet égard; l'expérience lui servira de guide pour la ligne de conduite à adopter dans chaque cas particulier.

Quand le patient se dira guéri, il ne faudra pas encore l'abandonner entièrement mais lui conseiller de venir de temps à autre se soumettre à un lessivage, surtout de n'y point manquer au moindre trouble survenant dans ses fonctions digestives.

Le liquide employé au lavage n'est point indifférent, et à part l'action mécanique, il faut considérer aussi les avantages que l'on peut retirer de sa constitution.

Le mucus que nous avons dit être formé dans l'estomac, adhérant à la muqueuse et englobant dans sa masse des parcelles alimentaires, résiste au lavage à l'eau tiède simple. L'eau alcaline, par contre, fluidifiant ce mucus, en rend l'extraction facile et le curage de l'organe parfait. Dans aucun cas, cette action dissolvante des eaux alcalines n'a manqué de se produire et constamment nous avons remarqué que, quand l'eau ordinaire ressortait parfaitement limpide, l'eau alcaline revenait ensuite chargée de mucosités et souvent presque aussi trouble que le liquide issu du premier syphonnement.

Vanterons-nous, comme on l'a fait dans ces derniers temps, les eaux de Châtel-Guyon, leur donnerons-nous la préférence sur les eaux de Vichy? Certes, notre choix est embarrassant, car nous n'avons reconnu aucune vertu spéciale à l'une d'entre elles, et, pour dire vrai, nous estimons presque autant l'eau de Vichy artificielle, dont la modicité du prix compense bien laminime infériorité thérapeutique qu'elle présente.

MÉDICATION INTERNE.

Quelque merveilleux que soient les résultats de la lixiviation appliquée à l'estomac, ce n'est pas à dire qu'elle puisse dispenser de toute autre médication. Il est en effet des symptômes particuliers, souvent fort pénibles pour les malades, et qui, pour cette raison même, réclament un traitement tout spécial.

Chaque fois, par exemple, qu'il existera des éructations fétides et de la putridité du contenu stomacal avec pullulation active de sarcines, on se trouvera bien d'administrer des antiputrides pour retarder ou faire cesser la putréfaction.

Le salicylate de soude à la dose de 1 gramme nous a parfaitement réussi (obs. XXXIX), et le microscope nous a prouvé combien peu les sarcines s'accommodent de la présence de ce médicament. Sous son influence, l'odeur repoussante des rots et des matières aspirées de la cavité gastrique s'est amendée comme par enchantement, à la grande satisfaction du malade.

Pour lutter contre l'excrétion abondante des liquides, contre cette transsudation séreuse continue si débilitante pour les sujets, on trouve des auxiliaires précieux dans certains sels. C'est ainsi que l'on peut employer le sulfate de soude ou le bromure de potassium à la dose de 50 centigrammes ainsi que Leven le recommande (1), le sel de Karlsbad (obs. XXXII) ou même plus simplement le sel de cuisine mêlé aux aliments, qui font disparaître les exosmoses aqueuses.

Voilà ce qui convient comme thérapeutique locale ; quant

1. LEVEN, Société de biologie, 1874, et *Union médicale* 1874, n° 31, p. 412.

aux modifications que l'on peut obtenir de topiques tels que le nitrate d'argent, nous les tenons pour douteuses. Les amers, le vin de quinquina, à notre avis, doivent être particulièrement défendus, car la sensation de faim qu'ils provoquent ne résulte que de l'excitation morbide de l'organe irrité par leur contact.

Jusqu'à présent, nous n'avons eu en vue que le traitement dirigé contre le catarrhe de la muqueuse, ne s'adressant que d'une façon secondaire à l'ectasie. Il convient aussi de venir en aide à la puissance contractile, rendre au muscle forcé l'énergie qu'il a perdue, l'aider à reconquérir ses droits, sa rétractilité primitive.

La famille des strychnées fournit à la médecine des substances fort actives, agissant sur le pouvoir réflexe et stimulant la contraction de tout le tube digestif. La teinture de noix vomique et son alcaloïde, la strychnine, sont employés dans ce but. Malgré leur action indubitable, nous en rejetons l'emploi, partant de ce principe qu'il faut s'abstenir d'irriter une muqueuse déjà malade ; cependant, on pourrait les faire absorber par la muqueuse rectale ou les utiliser en injections hypodermiques.

ÉLECTRISATION.

Si les dangers d'une médication interne nous font répudier l'emploi de ces substances, nous ne demeurons point pour cela désarmés ; il nous reste un auxiliaire précieux parmi les agents physiques, nous voulons dire l'électricité. Celle-ci doit être étudiée dans ses deux formes principales, courants continus ou interrompus.

Les premiers ont été employés par M. Leven (1), qui a porté l'un des pôles dans l'estomac, à la faveur d'une sonde

1. Leven, Société de biologie, séance du 4 décembre 1880.

œsophagienne, et a placé l'autre extérieurement ; mais c'était pour combattre des vomissements incoercibles. Nous-même avons essayé les courants continus, et cela sans succès ; dans un autre cas (obs. XXXII), leur efficacité est demeurée douteuse.

Il n'en est plus de même des courants induits employés déjà par Fürstner et Neffel (*loc. cit.*) et d'autres. Le courant d'induction stimule la contraction stomacale en même temps qu'il porte son action sur les muscles formant la sangle abdominale. Après chaque séance d'un quart d'heure, un des pôles étant appliqué sur l'épigastre et l'autre en la partie correspondant au grand cul-de-sac, nous avons pu nous convaincre que le volume de l'organe se trouvait réduit, au moins temporairement. C'est, croyons-nous, partie à l'électricité que nous devons d'avoir obtenu un retrait aussi considérable chez notre sujet de l'observation XXXIX ; cependant il ne faut pas pas croire à un résultat immédiat ; il faut, au contraire, se montrer persévérant, surtout si on observe, après quelques séances, que la musculeuse a répondu à l'excitation.

La constriction habituelle de l'abdomen, par une large ceinture, est un moyen adjuvant qui présente quelque utilité ; la cavité se trouvant restreinte, le coussin à air formé par l'intestin remonte en refoulant l'estomac vers le diaphragme. La constriction de bas en haut sera plutôt nuisible qu'utile dans les ampliations excessives où la grande courbure touche au pubis. Du reste, dans ce cas, aucun traitement n'aura chance de se montrer efficace, et il ne restera plus à compter que sur les ressources d'une thérapeutique plutôt palliative que curatrice.

L'état de l'intestin devra être aussi surveillé ; si la constipation existe, ce qui est fréquent, il convient de la combattre par des moyens appropriés. La susceptibilité stomacale devant être respectée, on doit s'abstenir des purgatifs, de quelque nature qu'ils soient ; les lavements simples ou laxatifs suffiront dans la plupart des cas. Du reste, la constipation cédera spontanément et les garde-robes deviendront faciles au fur et à mesure que l'estomac reviendra vers la normalité de son fonctionnement.

HYGIÈNE ALIMENTAIRE PRÉVENTIVE.

Mais le point essentiel, la clef de voûte de la thérapeutique stomacale est l'hygiène alimentaire ; autant, si elle est vicieuse, elle peut produire de désordres, autant elle se montre souveraine si elle est sagement entendue et suivie. Celui qui ne sait pas diriger l'irritabilité de l'estomac, disait Broussais, ne saura jamais traiter aucune maladie.

Un estomac normal peut s'accommoder de bien des aliments irritants, pourvu que leur usage ne soit point trop souvent renouvelé ; mais un organe déjà malade est bien plus sensible à leur action et, s'il ne témoigne pas toujours immédiatement de son malaise, il n'en est pas moins vrai qu'il souffre et se désorganise lentement.

Il est donc nécessaire, avant tout, que celui qui a à cœur de conserver l'intégrité de son estomac, n'use qu'avec modération des aliments, suive un régime mixte et se montre sobre de boissons alcooliques. De nos jours, l'hygiène alimentaire est devenue exécrable ; sans parler des excès passagers que l'on peut commettre, nous voulons toucher un point concernant l'alimentation journalière.

Une habitude funeste et trop répandue vient surprendre l'homme encore inconscient au berceau, c'est l'allaitement trop copieux. Combien souvent ne voit-on pas ces malheureux petits êtres prenant avec avidité le sein qu'on leur présente, puis, quelque temps après, vomissant ce qu'ils ont pris pour recommencer à nouveau ! Véritables repas de Lucullus qui n'ont pour effet que d'amener la dyspepsie. Aussi n'est-il point rare de les voir dépérir et rester chétifs sous l'influence de semblable régime.

Quelques mois plus tard, on se plaît à les voir prendre des substances solides, et des mères, criminelles sans le savoir, s'en font un point d'orgueil.

Dans la seconde enfance, non content de voir ces jeunes êtres manger avec appétit, on les engage encore à ingérer plus d'aliments pour aider à leur croissance, sollicitude aveugle qui les pousse sur une pente dangereuse. L'habitude est acquise et le surmènement de l'estomac est adopté comme ligne de conduite.

Ce n'est plus pour réparer les pertes et fournir à l'accroissement du corps que l'on mange, mais plutôt pour satisfaire une passion acquise. Aussi les aliments simples ne suffisent plus, on leur joint des assaisonnements pour stimuler artificiellement un appétit qui ne demande qu'à redevenir normal ; à un besoin naturel on substitue une sensation factice, en vue d'une grossière jouissance.

Ce retour vers nos jeunes années, cet examen réfléchi de nos actes habituels, nous montrent qu'avant tout il convient, comme moyen préventif des maladies gastriques, de modifier une manière de vivre qui n'a eu jusqu'ici que trop d'effets déplorables.

DU RÉGIME ALIMENTAIRE DANS LE TRAITEMENT DE LA DILATATION GASTRIQUE.

Nous allons maintenant esquisser la régime rationnel à suivre quand la maladie est confirmée.

On a voulu instituer le régime lacté absolu, mais celui-ci est en général assez mal supporté par ces sortes de malades qui ne tardent pas à demander d'autres aliments. Après quelques tâtonnements, voici le régime qui nous a le mieux réussi et a réparé le plus rapidement les forces des sujets que nous avons eu à traiter.

Quand les vomissements sont journaliers, nous conseillons,

pendant quelques jours, l'usage exclusif du lait et des consommés, puis nous arrivons rapidement aux œufs et enfin à la viande.

D'abord nous ne permettons celle-ci qu'au repas que l'on a habitude de prendre au milieu de la journée, car il est un fait reconnu, c'est que le travail de digestion qui succède au dîner du soir est toujours plus laborieux, ce qui tient, selon toute apparence, à la trop courte distance qui sépare les deux principaux repas et au repos insuffisant de l'estomac. Une simple collation composée d'œufs et de laitage tiendra lieu de dernier repas. Inutile de dire qu'il convient de s'abstenir de tout aliment dans l'intervalle; une première collation est permise le matin.

Nous venons de conseiller l'usage de la viande, mais il importe d'en spécifier la nature et la forme sous laquelle on l'administre. Toutes les viandes réputées grasses doivent être systématiquement rejetées ; les graisses sont nuisibles à la digestion, et il est peu de personnes souffrant de l'estomac qui n'en aient fait la remarque. En outre, M. Leven (1) a montré expérimentalement que ces substances ne sont point aptes à faire sécréter un suc gastrique normal, mais que, au contraire, sous leur influence, la muqueuse devient grisâtre et laisse transsuder un liquide n'ayant aucun pouvoir digestif.

Les seules viandes capables de solliciter la congestion physiologique sont le bœuf, le mouton dépouillé de sa graisse; le veau est inférieur ainsi que la volaille. Le poisson n'est pas très-recommandable, mais celui dont la chair est chargée d'huile doit être délaissé.

La forme sous laquelle est prise la viande n'est point indifférente; la viande crue de bœuf, dépouillée de ses parties tendineuses et graisseuses, finement hachée, pilée au besoin

---

1. Leven, *Traité des maladies de l'estomac,* page 72.

et renfermant une assez forte proportion de sel, nous a bien réussi. Pour vaincre la répugnance instinctive que peuvent avoir les malades en présence des boulettes, on peut les arroser de quelques gouttes de rhum ou cognac, ou encore les passer rapidement au feu. Le dégoût contre lequel on se heurte quelquefois est vite vaincu et les sujets s'habituent si facilement à cette sorte de nourriture, qu'ils demandent souvent à la continuer par plaisir quand on veut les délivrer de l'obligation de la prendre ; nous l'avons vu maintes fois.

Fraîche et grillée, la viande est un aliment précieux qui équivaut en somme aux boulettes, mais, pour cela, exige une opération préliminaire, la mastication, qui n'est que trop souvent imparfaite.

Les légumes doivent être supprimés au début du traitement ; mais on y reviendra tôt ou tard, suivant les progrès faits par l'estomac. Ce ne seront pendant longtemps que des purées de pommes de terre, ou faites avec des farines de pois, lentilles, etc. A une époque plus éloignée encore, l'usage des végétaux frais et très-jeunes sera toléré, alors que la partie ligneuse entrant dans leur texture ne sera point encore devenue réfractaire aux sucs digestifs. Quant aux légumes qui, comme les choux et ceux de la famille des crucifères en général, donnent naissance, dans l'estomac, à des éléments sulfurés, il faut s'en abstenir.

L'hygiène alimentaire, telle que nous venons de l'établir, peut se résumer en ces mots : nourrir sans fatiguer, donner des aliments nutritifs et facilement assimilables.

Si nous adoptons presque exclusivement les préceptes établis par M. Leven, c'est qu'ils nous ont fourni de constants succès, surtout dans les cas graves, et nous sommes loin des idées émises par notre maître, le professeur Blondlot, qui disait : « Il n'est pas possible de faire une règle pour l'alimentation ; c'est à chaque malade à se guider lui-même d'après un sentiment instinctif qui vient de l'estomac. Heureux celui qui sait obéir aux inspirations de son estomac, et sage est le médecin qui, appelé à seconder la nature dans les efforts qu'elle ne cesse de faire pour rétablir l'harmonie de nos organes, n'a pas la ridicule prétention de la régenter, au lieu de suivre humblement ses conseils ! »

Le vin et les alcooliques doivent être supprimés au début du traitement, surtout si le catarrhe est intense ; plus tard, on pourra en tolérer l'usage modéré qui facilite la digestion (1), et seulement au moment du repas. Le malade qui enfreindra ces préceptes relatifs à l'usage des liqueurs fermentées aura souvent à s'en repentir, car il verra bien vite reparaître tous les accidents de dyspepsie, témoin l'observation XXXIX. Nous avons également vu une femme devenue dyspeptique à la suite d'hémorrhagies utérines dues à un polype et qui, après ablation de ce dernier, était soumise à une torture véritable après avoir bu le vin de quinquina que son médecin insistait pour lui faire prendre. Quand nous la vîmes pour la première fois, elle était profondément anémique, même cachectique. Le régime alimentaire et l'abstention complète de vin la rétablirent rapidement, les digestions devinrent faciles et enfin l'embonpoint et les forces ne tardèrent point à se montrer. Sur notre conseil, elle essaya de boire quelque peu de vin vieux coupé d'eau ; mais des crampes stomacales violentes et des vomissements, alors qu'elle n'en avait plus éprouvé depuis quelques mois, l'avertirent qu'il fallait y renoncer.

Ces quelques faits ont vivement attiré notre attention et enseigné quelle réserve il faut tenir vis-à-vis des liquides chargés d'alcool.

Telle est, en quelques mots, la ligne de conduite qu'il convient de suivre, et ce n'est qu'en soumettant le malade à une observation rigoureuse, que l'on pourra lui permettre une alimentation de plus en plus variée.

1. Leven, Société de biologie, 15 fév. 1880.

Quelque puissant que soit le régime, il trouvera encore un précieux auxiliaire dans la manière de vivre du sujet. Si le travail manuel, succédant au repas, offre peu d'inconvénients, le travail intellectuel, au contraire, apporte des entraves fort sérieuses à la bonne digestion.

Aussi le malade devra-t-il éviter de s'adonner de suite à ses occupations ; il attendra une heure ou deux qu'il sacrifiera avantageusement à une promenade au grand air.

Quoique incomplètes, nous bornons là nos considérations thérapeutiques, n'ayant eu à dessein que d'esquisser à grands traits les indications générales qui surgissent en présence d'un estomac dilaté. Il resterait encore à envisager les affections multiples donnant naissance à l'ectasie, ainsi que les nombreuses complications dont cette dernière peut s'accompagner, à indiquer les moyens dont nous disposons pour les combattre, ce qui nous entraînerait beaucoup trop loin et nous conduirait à élargir outre mesure le cercle que nous nous sommes tracé.

C'est au praticien à s'inspirer des circonstances, à juger de la nécessité qu'il y a de lutter contre tel ou tel symptôme pénible, à diriger ses efforts dans tel ou tel sens, sans jamais se départir de cet axiome thérapeutique : *Primo non nocere*.

INDEX BIBLIOGRAPHIQUE

Adelon et Chaussier. — *Dictionnaire des sciences médicales*, t. XIII.

Aepli. — *Hufeland's Journal der prakt. Heilkunde*. Bd. XXV.

Alfonsi. — *Thèse de Paris*, n° 28, 1876.

Anderson. — *Edimb. med. and. philos. commentaries*, t. II.

Andral. — *Clinique médicale*, t. II, 4e édition.

Audhoui. — *Traité du nettoiement des voies digestives*. Paris, 1881.

Baillie. — *Anat. d. krankh. Baues übers. von Sœmmering.*

Balzer. — *France médicale*, 1877.

Bara. — *Thèse de Paris*, n° 331, 1879.

Bard. — *Journal général de médecine*, t. LXVIII, vol. VII, 2e série.

Bartels, de Kiel. — *Mittheilungen d. Ver. Schlesw.-Holsteinscher Aerzte*, 1870.

Basch. — *Wiener med. Presse*, n°s 20 et 22, 1875.

Beaude. — *Mémoire sur un cas de polyphagie.*

Beaunis. — *Nouveaux Éléments de physiologie humaine.*

Beaunis et Bouchard. — *Nouveaux Éléments d'anatomie descriptive.*

Behr. — *Physiologie médicale.*

Bernheim. — *Revue médicale de l'Est*, 1er février 1881.

Biermer. — *Schweiz. Corresp.-Bl.*, IV, 2, 1874.

Bigelow. — *New-York med. record.*, 2 oct. 1879.

Billard. — *Recherches d'anatomie pathologique.*

Blegny. — *Zodiac med. Gall.*, ann. 1.

Blot. — *Thèse de Paris*, 1872.

Bobe-Moreau. — *Gerson's et Julius' Magazin.* Bd. VI.

Bœckel. — *Société de médecine de Strasbourg*, 1873.

Bonet. — *Sepulchretum anat.*

Bourdon. — *Recherches sur quelques signes propres à caractériser le début de la phthisie pulmonaire.*

Brinton. — *Maladies de l'estomac*, trad. Riant.

Broussais. — *Traité des phlegmasies.*

Bugge, *Tidsskr. f. prakt. Med.*, 1881.

CANSTATT. — *Schmidt's Encyklopädie.*

CANTANI. — *Il Morgagni,* mars 1878.

CHAMBON DE MONTAUX. — *Krankengeschichten,* CLXII.

CHARCOT et VULPIAN. — *Bulletin de la Société de biologie.*

CHOMEL. — *Des Dyspepsies.* Paris, 1857.

CLIFFORD et ALBUTT. — *Brit. med. assoc.; Brit. med. Journ.,* 21 août 1879.

CORNIL et RANVIER. — *Manuel d'histologie pathologique.*

CORNILLON. — *Rapports des dyspepsies avec les maladies constitution-nelles (Progrès médical,* 1878).

COSTA (DA). — *The med. record.,* janv. 1880.

CRUVEILHIER. — *Traité d'anatomie pathologique,* t. II.

    —   — *Dictionnaire de méd. et de chir. pratiques,* t. VII.

DAMASCHINO. — *Maladies des voies digestives.*

    —   — *Société de biologie,* 20 déc. 1879.

DIEMERBRŒCK. — *Opera omnia,* lib. 1, c. 7.

DUCLUZAUX. — *Thèse de Paris,* 1880, n° 371.

DUJARDIN-BEAUMETZ. — *Clinique thérapeutique,* 1879.

DUPLAY. — *Archives générales de médecine,* 2ᵉ série, t. III, 1833.

EKBERG. — *Upsala läkareforen förhandl.,* X, 6, 414, 1875.

FABRICIUS D'AQUAPENDENTE. — *Oper. anat. physiol.,* part. II.

FAUCHER. — *Thèse de Paris,* 1881.

FOOT. — *Dubl. Journ.,* LIX, 1875.

FRANK, J.-P. (père). — *De cur. hom. morb. epil.,* lib. V, pars IV.

FRANK (fils). — *Prax. med. univ. præcepta,* p. III, vol. 1, sect. II.

FREY. — *Traité d'histologie et d'histochimie.*

FÜRSTNER. — *Berl. Klin. Wochenschr.,* n° 11, 1876.

GAIRDNER. — *Glasgow med. Journ.,* sept. 1881.

GASSNER. — *Inaug.-Diss.* Strasbourg, 1878.

GILLER. — *Act. Helvet.,* vol. III.

GRISOLLE. — *Traité de pathologie interne.*

GRŒTSCHEL. — *Inaug.-Diss.* Berlin, 1875.

GROSS (F.). — *Observations de clinique chirurgicale,* 2ᵉ fascicule, 1878.

HASENÖHRL. — *Hist. med. morb. epidem.*

HEISTER. — *Ephem. acad. cæs. Leopold. Carol. nat. cur.,* cent. VIII.

HILTON-FAGGE. — *Guy's Hospital,* rep. XVIII, 1873.

HIPPOCRATE. — *Hippocratis opera,* vol. 1.

HIRSCH. — *Jahresbericht,* 1866, t. II.

ITARD. — *Dictionnaire des sciences médicales,* t. XXII.

JURGENSEN. — *Deutsch. Archiv für klin. Med.,* XXI, 1878.

JODON. — *Cité par Bonet, in Sepulchr. anat.*

KÆMPF. — *Dissertatio de infarctu vasorum ventriculi.*

KLOHSS. — *Hufeland's Journ. der prakt. Heilk.,* vol. 59, p. 2.

Kölliker. — *Éléments d'histologie humaine.*

Kussmaül. — *Arch. gén. de médecine,* 6ᵉ série, t. I.

— — *Samml. klin. Vorträge,* herausg. von Rich. Volkmann, nº 181, 1880.

Kussmaül. — *Deutsch. Archiv f. klin. Med.,* VI.

Lafage. — *Thèse de Paris,* 1881, nº 417.

Langguth. — *De tabe sicca letali,* in *Halleri disput.,* t. III, nº 75.

Laube. — *Ephem. acad. cæs. Leop.*

Léchaudel. — *Thèse de Paris,* 1880.

Léger. — *France médicale,* nº 11, 1877.

Le Poil. — *Thèse de Paris,* nº 522, 1877.

Leube. — *Deutsch. Arch. f. klin. Med.,* vol. XVI, 1874.

Leven. — *Société de biologie,* 1874.

— — *Union médicale,* nº 31, 1874.

— — *Société de biologie,* séance du 5 mai 1877.

— — *Traité des maladies de l'estomac.* Paris, 1879.

— — *Société de biologie,* séance du 15 février 1880.

— — *Société de biologie,* séance du 4 décembre 1880.

— — *Gazette médicale de Paris,* 53ᵉ année, 6ᵉ série, t. IV, 7 janvier 1882.

Leven. — *Société médicale des hôpitaux,* séance du 13 janvier 1882.

Lieutaud. — *Mémoires de l'Académie royale des sciences,* 1752.

Loquin. — *Thèse de Paris,* 4 juillet 1872.

Lorber. — *Des Névralgies et points douloureux dans la tuberculose,* thèse de Nancy, 1879, nº 90.

Louis. — *Recherches sur la phthisie.*

Louradour-Ponteil. — *Thèse de Paris,* nº 220, 1873.

Luscka. — *Die Lage der Bauchorgane.* Carlsruhe, 1873.

Luton. — *Nouveau Dict. de méd. et de chir. prat.,* t. XIV.

Malbrauc. — *Berlin klin. Wochenschr.,* nº 28, 1880.

Marchal. — *Thèse de Paris,* nº 275, 1879.

Mauchart. — Cité par Duplay, in *Arch. gén. de méd.,* 2ᵉ série t. III.

Mitterbacher. — *Dissert. med. sel. Prag.,* nº IX.

Molinelli. — *Comment. Bononiens,* t. II.

Morgagni. — *De sedibus et causis morborum.*

Naumann. — *Handbuch der med. klin.,* 1834.

Neffel. — *Centralblatt f. d. med. Wiss.,* nº 21, 1876.

Nicolaï. — *Allgem. med. Cent.-Ztg.,* 1855.

Niemeyer. — *Pathologie interne.*

Oka et Harada. — *Berl. med. Wochenschr.,* nº 39, 40, 42, 1876.

Oppolzer. — *Spitals-Zeitung,* 1863.

Oser. — *Wiener med. Presse,* nº 3, 1879.

Pauli. — *De ventriculi dilatatione,* Frankfurt a.M., 1839.

Peebles. — *Edinb. med. and surg. Journ.*

Penzoldt. — *Die Magenerweiterung* Erlangen. 1875.

Percy et Laurent. — *Journ. complém. des sciences méd.*, t. I.

Pétrequin. — *Bulletin de thérapeutique*, t. X, 1836.

Pézérat de Charolles. — *Journ. complém. des sciences méd.*, t. 34.

Plater. — *Felicis Plateri archiatri observationum.*

Pollock. — *Med. Tim. and Gaz.*, 20 septembre 1873.

Portal. — *Hist. anat. morborum.*

Quincke. — *Corresp.-Bl. f. Schweiz.-Aerzte*, 1874, nº 1.

Rahn. — *Lettres à ses élèves*, lib. II.

Ranvier. — *Traité technique d'histologie.*

Raymond. — *Des Dyspepsies.* Thèse de concours pour l'agrégation, Paris, 1878.

Raymond. — *Journal hebdomadaire*, juin, 1830.

Rhodius. — *Mantiss. anat.*, obs. XVIII.

Rilliet. — *Gaz. hebd. de méd. et de chir.*, t. VI, 1859.

Riolan. — *Enchirid. anat. et path.*

Ritter. — *Rhein. Monatschr.*, août 1851.

Rosenbach. — *Deutsch. med. Wochenschr.*, II, 20, 21, 1876.

Rüssel. — *Brit. med. Journ.*, février 1881.

Sappey. — *Traité d'anatomie descriptive.*

Scherf. — *Inaug.-Diss.* Gœttingen, 1880.

Schmitt. — *Revue médicale de l'Est*, mars 1881.

Schürig. — *Chylologie.*

Sée (Germain). — *Des Dyspepsies gastro-intestinales.* Paris, 1881.

Serain. — *Schmidt's Jahrbücher*, vol. 28.

Skjelderup. — *Norsk magazin for Lægevidensk*, 741-793, 1866.

Sneddow. — *Brit. med. Journ.*, 10 janvier 1880.

Spigélius. — Cité par Diemerbrœck, *Opera omnia*, lib. I, c. 7.

Stein. — *Archiv f. klin. Med.*, Bd. 18, S. 207.

Stenzel. — *Diss. de steatom. in princ. aortæ rep.*

Stoll. — *Ratio medendi.*

Strauss. — *Inaug.-Diss.* Berlin, 31, s. s., 1873.

Todd. — *London med. Gazette*, vol. 47.

Treuner. — *Stark's Archiv*, Bd. III.

Valleix. — *Guide du médecin praticien.*

Van Swieten. — *Commentaria.*

Verheyen. — *Corp. hum. anat.*

Vetter. — *Aphor. aus der pathol. Anat.*

Vichmann. — *Ideen zur Diagnostik.*

Virchow. — *Pathologie cellulaire.*

Viridet. — *De prima coctione.*

Vogel. — *De polyphago et lithophago, etc.* Gœttingue, 1771.

Voigtel. — *Handb. der path. Anat.*
Wade. — *Brit. med. Journ.*, septembre 1881.
Widmann. — *Commerc. litt. ad rei med. et scient. nat. increm.*
Wilks. — *Lancet*, I, 22, 1874.
Winternitz et Baum. — *Wiener med. Presse*, n° 17, 1873.
Ziemssen. — *Handbuch der speciellen Pathologie und Therapie*, t. VII.

TABLE DES MATIÈRES

CHAPITRE III.

CHAPITRE IV.

CHAPITRE V.

CHAPITRE VI.

CHAPITRE VII.

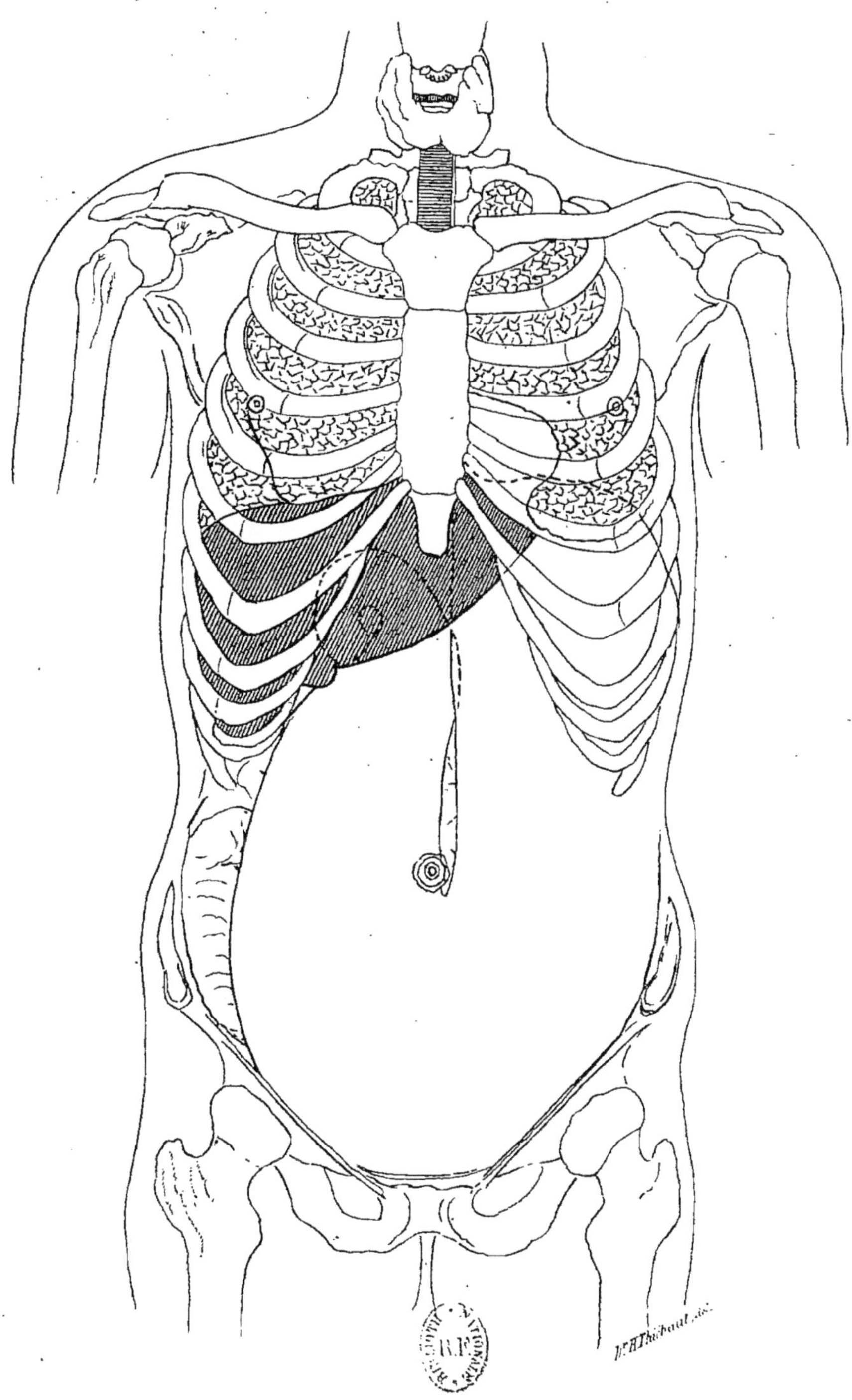

Figure schématique représentant
un estomac dilaté à l'extrême.

(Observation XXXIII)

Fig. I
Coupe totale de l'estomac normal
(gross. 30 diam.)

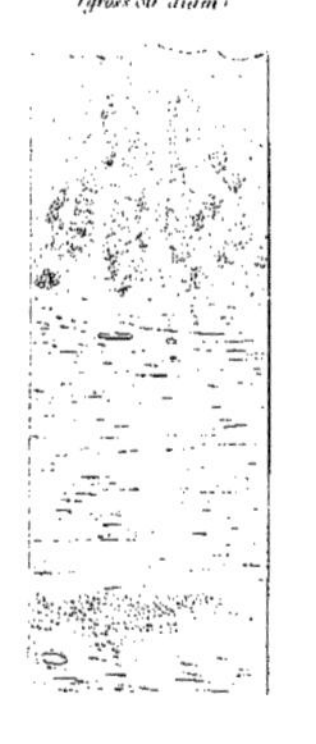

Fig. II
Cellules des glandes a pepsine estomac normal
(gross. 300 diam.)

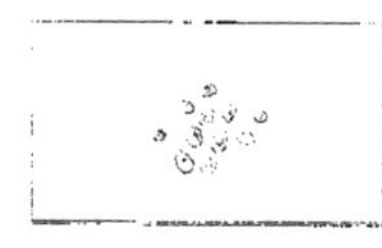

Fig. III
Fibres musculaires section transversale estomac normal
(gross. 300 diam.)

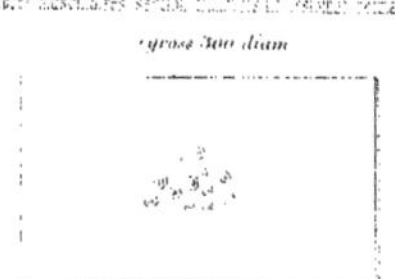

Fig. IV
Coupe totale de l'Estomac dilaté
(gross. 30 diam.)

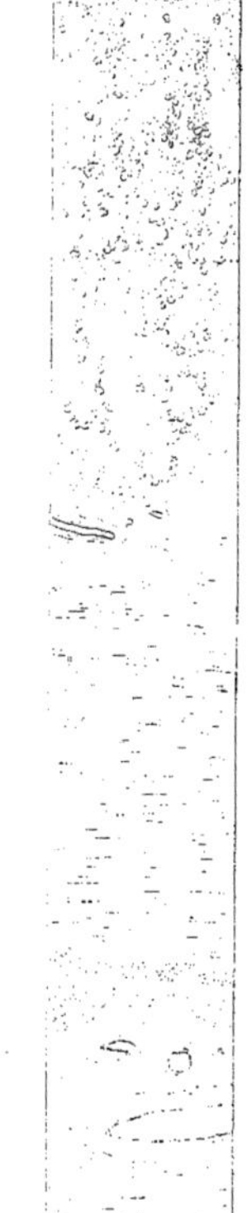

Fig. V
Cellules de glandes a pepsine estomac dilaté
(gross. 300 diam.)

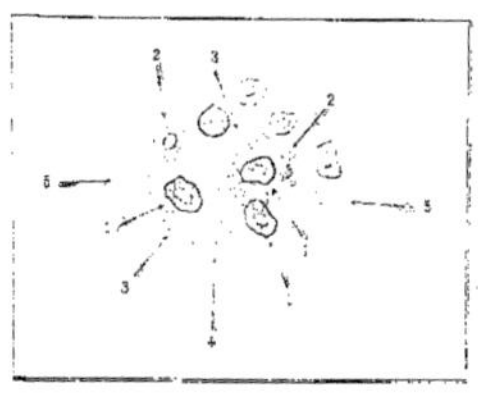

1. Contour et noyau apparents
2. Noyau seul apparent
3. Disparition du contour et du noyau
4. Molécularisation de la cellule
5. Fragmentation de la cellule

Fig. VI
Fibres musculaires section transversale (Estomac dilaté)
(gross. 300 diam.)

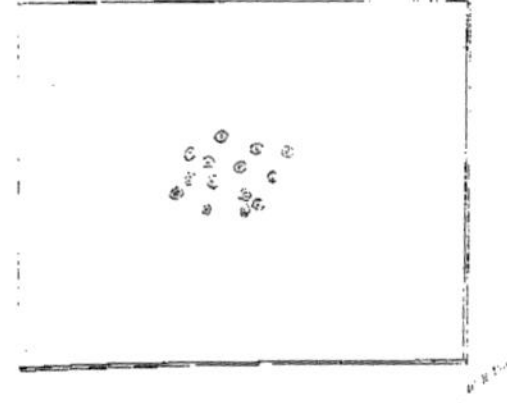

9 782019 652838